Lubinic

Aroma-Balance
Wohlfühlen mit Düften

Über die Autorin

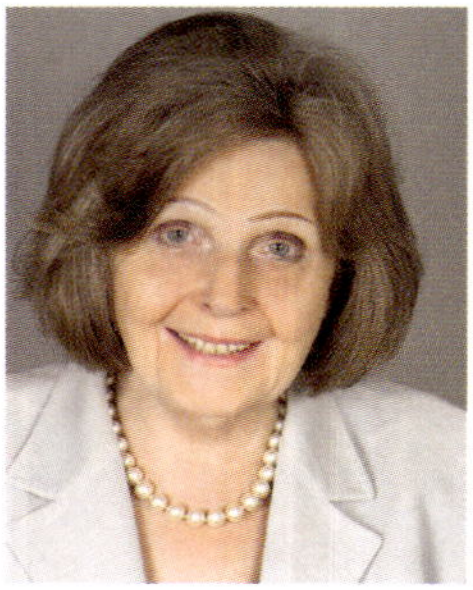

Edeltraud Lubinic ist Heilpraktikerin. Ihr großes Wissen, das sie durch ihre langjährige praktische Erfahrung im Umgang mit ätherischen Ölen erworben hat, stellt sie in diesem Buch vor. Alle beschriebenen Öle sowie weitere Pflegeprodukte befinden sich seit vielen Jahren im Sortiment ihrer Firma »Edel-Naturwaren«. Infos zu ätherischen Ölen und den daraus hergestellten Produkten erhalten Sie unter www.Edel-Naturwaren.de sowie unter edelnaturwaren@t-online.de.

Edeltraud Lubinic

Aroma-Balance

Wohlfühlen mit Düften

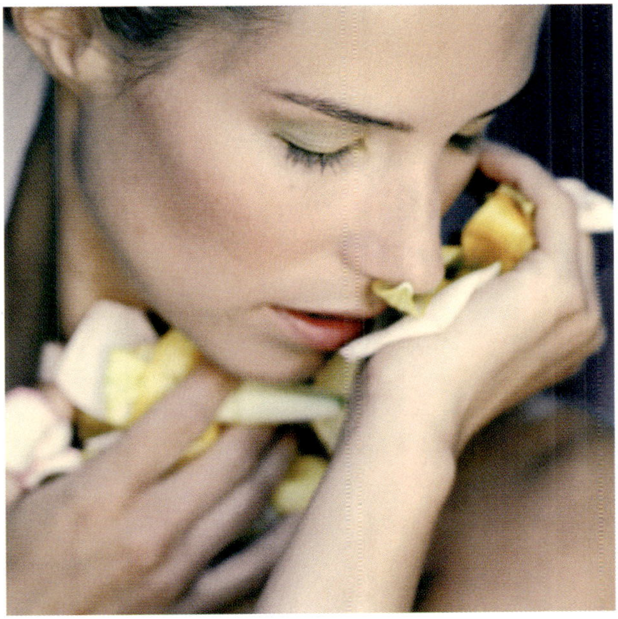

Von relaxed bis leidenschaftlich: Wie Sie mit Aroma-Ölen Ihren Alltag sinnlicher gestalten

Haug

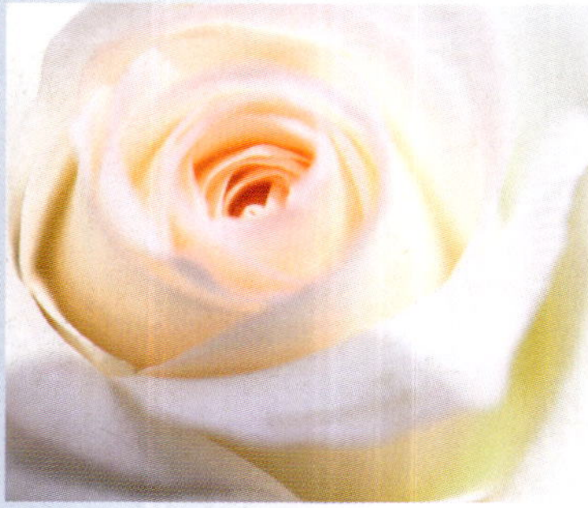

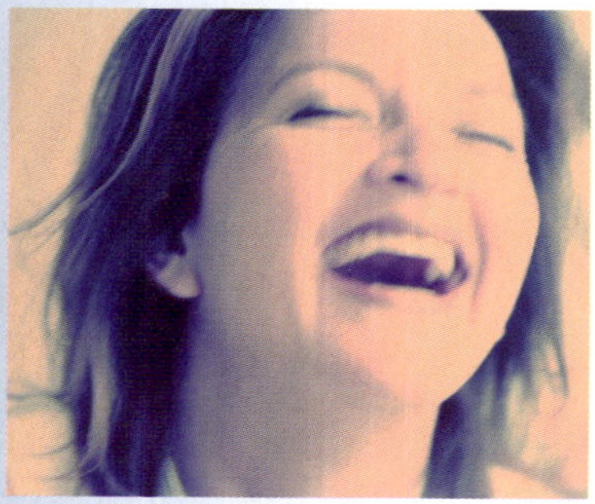

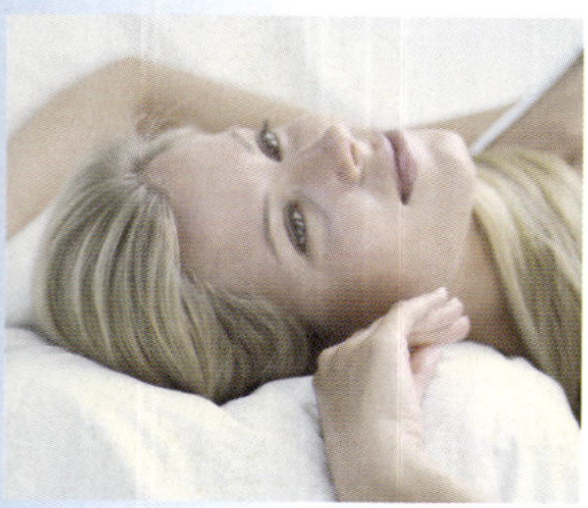

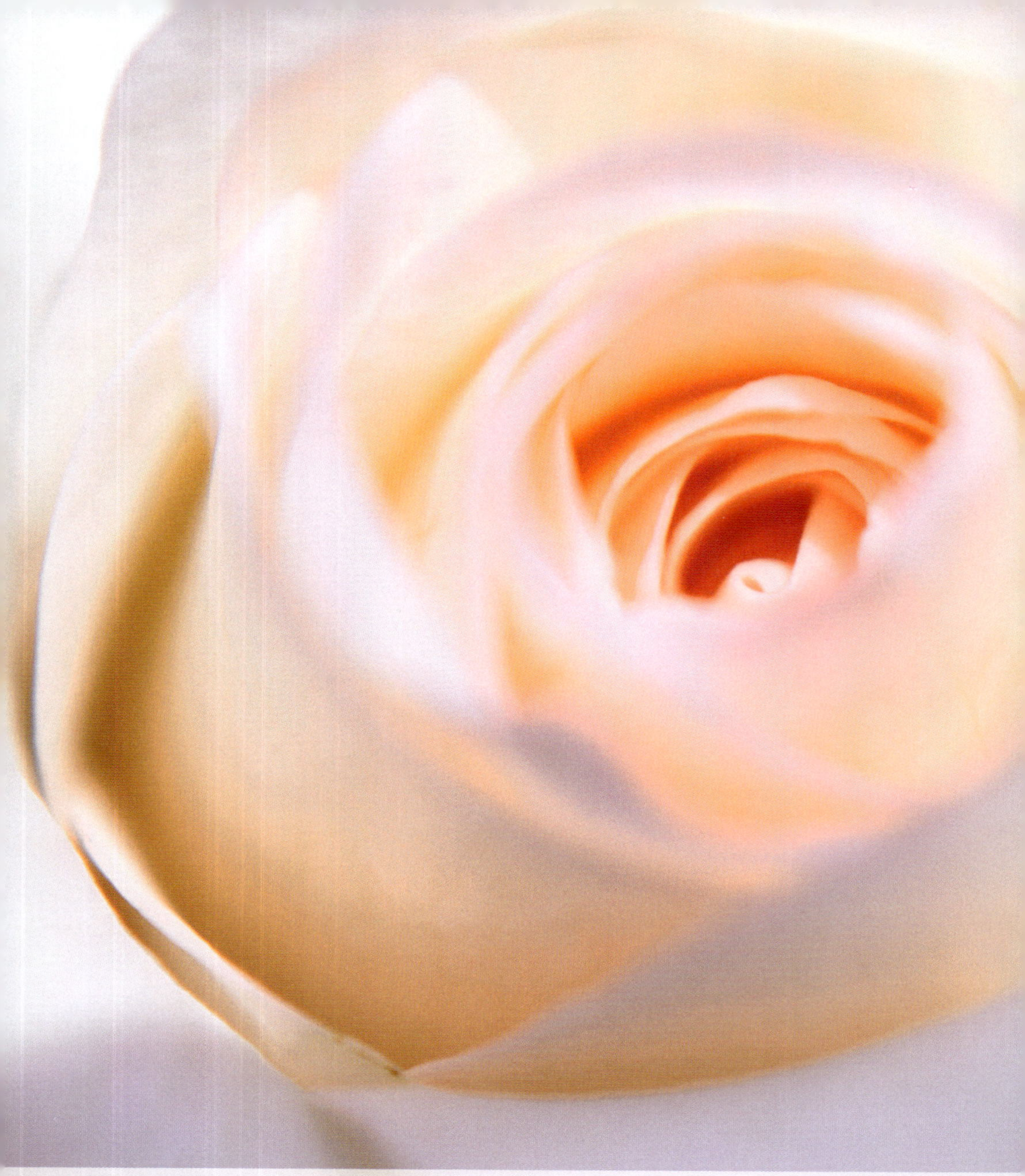

Die Welt

der Düfte

Eine lange Tradition

Bereits vor vielen tausend Jahren wurden Pflanzen für Heilungszwecke benutzt, auch solche, aus denen unsere ätherischen Öle heute hergestellt werden. Archäologen fanden bei Ausgrabungen und in Grabkammern Spuren stummer Zeugen aus der Vergangenheit.

Info

Nicht nur der angenehmene Duft, sondern auch die Heilwirkung ätherischer Öle wird hoch geschätzt.

Die in jener Zeit gesammelten Blätter, Beeren oder Wurzeln wurden zunächst zur Nahrungsaufnahme verwendet, doch irgendwann stellte man fest, dass einige dieser Pflanzen auch bei gesundheitlichen Problemen dienlich waren. Die Menschen beobachteten Tiere, die bei gewissen Krankheiten oder Leiden ganz bestimmte Pflanzen fraßen, die zu ihrer Genesung beitrugen. Somit wurden eigene Erfahrungen und Beobachtungen im Laufe der Zeitgeschichte zu einem umfangreichen Wissen gesammelt.

Bei religiösen Ritualen räucherte man Pflanzen oder huldigte den Göttern mit duftenden Pflanzen als Opfergaben. Weihrauch und Myrrhe sind uns wohl bekannte, überlieferte Pflanzen, die auch noch heute bei religiösen Zeremonien verwendet werden.

Das Räuchern blickt auf eine lange Tradition zurück, man benutzte es nicht nur bei spirituellen Handlungen, sondern auch zur Desinfizierung und Reinigung, wie es auch in fernöstlichen Kulturen noch immer Sitte ist, beispielsweise bei Feng Shui.

Im weiteren Verlauf der Zeit entwickelte man zunächst sehr einfache Geräte zur Destillation, die im Haushalt für den Eigenbedarf genutzt wurden. Da in unseren Breitengraden die im Orient beheimateten Pflanzen sowie Harz spendende Bäume nicht heimisch sind, benutzte man zunächst die im Mittelmeerraum gedeihenden Pflanzen wie Lavendel, Rosmarin, Wacholder und Zeder.

In unserem Zeitalter können wir dank den jahrtausendealten Erfahrungen der Menschheitsgeschichte auf eine hoch entwickelte Form der Gewinnung ätherischer Öle blicken.

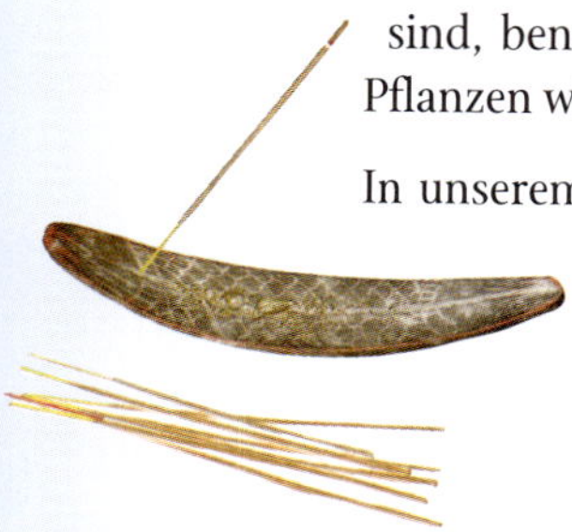

Kleine pflanzliche Juwelen

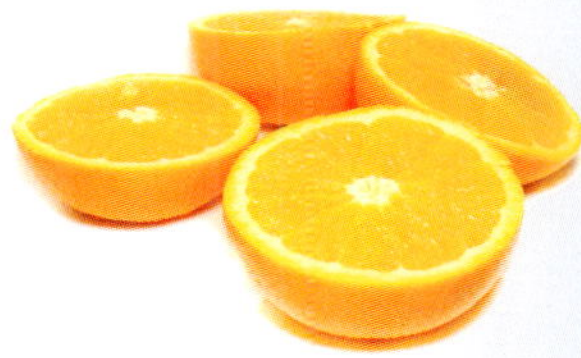

Gewinnung ätherischer Öle

Die gängigen Formen der Ölgewinnung sind Wasserdampfdestillation oder Kaltpressung, beispielsweise aus den Schalen von Zitrusfrüchten. Bei einigen Ölen ist allerdings nur die Extraktion möglich, die in der Regel mit chemischen Substanzen vorgenommen wird, die anschließend unter Vakuum abdestilliert werden. Hier ist eine äußerst gewissenhafte Kontrolle wegen der möglichen Schadstoffrückstände unbedingt erforderlich. Die Absolue ist ein sehr teueres und aufwändiges Verfahren, das insbesondere bei Blüten wie Rosen und Jasmin angewendet wird: Die Blüten werden auf einer Wachsplatte ausgebreitet, das Wachs nimmt die ätherischen Öle auf, die danach extrahiert werden. Seit einigen Jahren wird auch die CO_2-Extraktion angewendet.

Info

Ätherische (= flüchtige) Öle sind kleinste Öltröpfchen, die sich in Blüten, Blättern, Hölzern, Harzen oder Fruchtschalen – beispielsweise von Orangen – befinden.

Worauf ist beim Kauf zu achten?

Beim Erwerb eines ätherischen Öls sollte man unbedingt darauf achten, dass dieses 100 % naturrein oder 100 % naturbelassen ist. Die Bezeichnung »naturidentisch« bedeutet »synthetisch«. Da bekannt ist, dass beim Einatmen oder Hautkontakt die Öle in den Blutkreislauf gelangen, sind hier die gesundheitlichen Aspekte im Vordergrund zu sehen. Im Übrigen sind seit Jahren Bestimmungen der EU in Kraft, dass für jede Charge ein Analysezertifikat vorliegen muss und somit ein Qualitätsstandard gewährleistet ist.

Die Pflanzen zur Ölgewinnung können aus konventionellem, ökologischem, kontrolliert biologischem Anbau oder aus Wildwuchs stammen. Die oben erwähnten Analysezertifikate geben unter anderem auch Aufschluss über Schadstoffbelastungen, sodass belastete Chargen sofort erkannt und bei verantwortungsbewussten Anbietern nicht verwendet werden.

Wie und wo verwendet man ätherische Öle?

Man kann ätherische Öle einzeln oder auch in Kombination verwenden. Die Aromalampe verströmt angenehmen Duft und verbessert die Raumluft, wobei gleichzeitig ein harmonisches Klima zur Psyche entsteht.

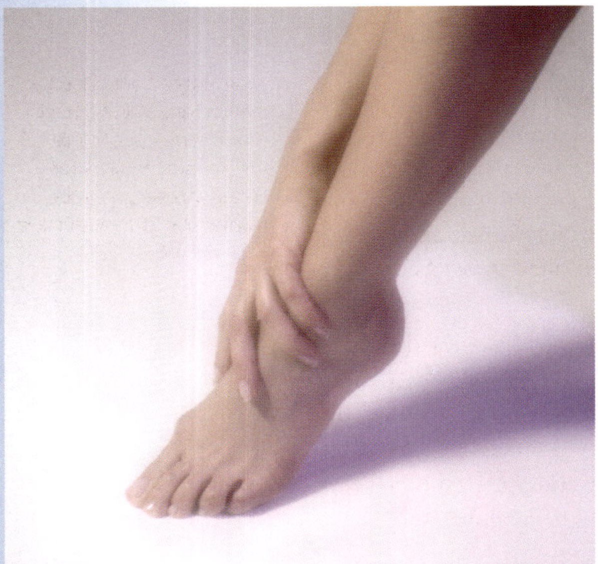

Auch bei der Hautpflege zu Hause und bei vielen kosmetischen Anwendungen werden ätherische Öle eingesetzt, ebenso zur Herstellung von Pflegeprodukten, Naturheilmitteln, ferner zur Aromatisierung von Getränken und Lebensmitteln sowie in der Reinigungsmittel-Industrie und anderen Bereichen.

Wie wirken ätherische Öle?

Ätherische Öle entfalten ihre wohl tuenden Wirkungen über den Geruchssinn (siehe auch Seite 48) sowie über Hautkontakt durch Einreibungen, Kompressen und Bäder. Beim Inhalieren oder in der Sauna gelangen sie bei jedem Atemzug in den Körper. Bis auf wenige Ausnahmen sollten diese kleinen Kostbarkeiten immer sehr sparsam angewendet werden.

Leise und sanft bereichern sie unser Leben. Im psychischen Bereich beeinflussen sie unsere Emotionen, sie schenken uns Zufriedenheit und Harmonie, Hoffnung und Trost, Durchsetzungsvermögen und Tatkraft, Konzentration und Kreativität. Im pflegenden und gesundheitlichen Bereich sind sie hautstraffend, glättend, desinfizierend, desodorierend, krampflösend, entzündungshemmend und vieles mehr.

Info

Ob über die Haut oder durch wohl tuende Düfte im Raum – ätherische Öle beeinflussen unser seelisches Klima auf vielfältige Weise.

Verwendung ätherischer Öle

Was ist zu beachten?

Nicht jede Haut verträgt den direkten Kontakt mit ätherischen Ölen. Deshalb mischt man bei Einreibungen einige Tropfen in ein Basis-Öl (siehe unten). Augen- und Schleimhautkontakt ist dabei zu vermeiden. Im Falle einer Reizung umgehend mit viel klarem Wasser spülen. Auch sollte man darauf achten, dass ätherische Öle nicht in Kinderhände gelangen. Einige Öle sind nicht zum Sonnenbaden geeignet, da sie fotosensibel sind, also unter Sonneneinwirkung Lichtflecken auf der Haut verursachen können. Einige der Öle sollten nicht in der Schwangerschaft sowie von Epileptikern verwendet werden.

Ätherische Öle lassen sich auf viele verschiedene Arten verwenden. In der Tabelle auf der nächsten Seite nenne ich Ihnen einige Vorschläge, die als Orientierungshilfe dienen sollen, wobei zur Ergänzung noch viele weitere genannt werden könnten. Ab Seite 22 stelle ich Ihnen viele ätherische Öle für die verschiedensten Zwecke vor – für welches Sie sich dann entscheiden, bleibt Ihrem »Näschen« überlassen.

Info

Neue, ungeöffnete Flaschen können Sie im Kühlschrank lagern. Bereits geöffnete Flaschen sollten Sie – für Kinder unzugänglich – bei Raumtemperatur im Dunkeln aufbewahren.

Was sind Basis-Öle?

Da ätherische Öle hoch konzentriert sind, sollte man sie stets verdünnt in einem neutralen Basis-Öl, in einer Basis-Creme, einer Basis-Lotion oder Ähnlichem verwenden, um Hautreaktionen und -reizungen zu vermeiden. Basis-Öle sind fette Öle, die durch Pressung oder Raffination aus Pflanzenteilen oder -kernen, beispielsweise Mandeln oder Jojobabohnen, gewonnen wurden. Basis-Öle sind neutral und wirken – auch ohne Zusatz eines ätherischen Öls – sehr pflegend für die Haut.

Vorschläge zur Verwendung ätherischer Öle

Maßnahme	Raumluft	Bäder	Einreibungen, Massagen, Haarpflege	Inhalieren, Sauna, Mundhygiene	Kompressen und Wickel
Akupressur			✻		
Ayurveda			✻		
Bäder		✻			
Baunscheidt-Behandlung			✻		
Bedampfung				✻	
Chakren-Behandlung			✻		
Dorn-Behandlung			✻		
Einreibung			✻		
Fußbad		✻			
Hydrotherapie		✻		✻	✻
Inhalieren				✻	
Lymphdrainage			✻		
Massagen			✻		
Meditation	✻				
Raumluft	✻				
Reflexzonen-Therapie			✻		
Reiki			✻		
Römisch-Irisches Dampfbad		✻		✻	✻
Sauna				✻	
Schröpfen			✻		
Shiatsu			✻		
Yoga	✻				

Ätherische Öle für die Raumluft

Variabel und mit Fantasie verströmen ätherische Öle ihren Duft im gesamten Raum. Dabei helfen Aromalampen, Duftsteine, Vernebler, Wasserbehälter an der Heizung, Duftkissen, Hölzer, Seiden- oder Trockenblumen, Blüten-Potpourris und Papiertaschentücher.

Wie dosiere ich?

Die Tropfenzahl richtet sich nach der Größe des Raumes und dem Zweck, für den der Duft eingesetzt wird.

- 1–2 Tropfen in kleinen Räumen und im Kinderzimmer
- 3–6 Tropfen in mittleren Räumen
- 6–12 Tropfen oder mehr in sehr großen Räumen, die man an mehreren Stellen verteilt.

Ätherische Öle für das Bad

Ätherische Öle sind nicht wasserlöslich und werden deshalb vorher mit einem »Emulgator« gemischt, damit sie sich mit dem Wasser verbinden können. Dazu dienen Honig, Sahne, Flüssigseife oder gelöste Heilerde, von denen jeweils 1–3 Löffel mit dem Öl verrührt und dann dem eingelaufenen Wasser zugefügt werden.

Wie dosiere ich?

Die Tropfenzahl richtet sich nach der Wassermenge mit folgender Empfehlung:

- 5–20 Tropfen für ein Vollbad
- 5–10 Tropfen für ein Teilbad
- 3–5 Tropfen für ein Hand- oder Fußbad

Für Kinder die Tropfenzahl halbieren. Bei Bädern ist außerdem auf die Wassertemperatur und die Badedauer zu achten, wenn Herz-Kreislauf- sowie Venenprobleme vorliegen. Bei Fieber sollte man nicht baden.

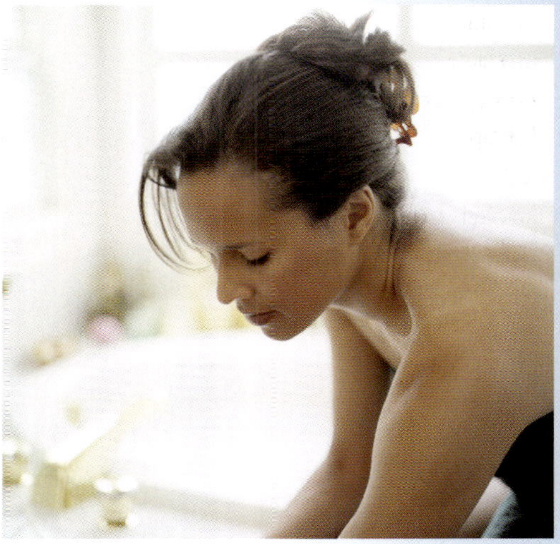

Info

Ätherische Öle können einzeln oder mit weiteren Ölen kombiniert werden. Die hier empfohlene Tropfenzahl bezieht sich auf die Gesamtmenge.

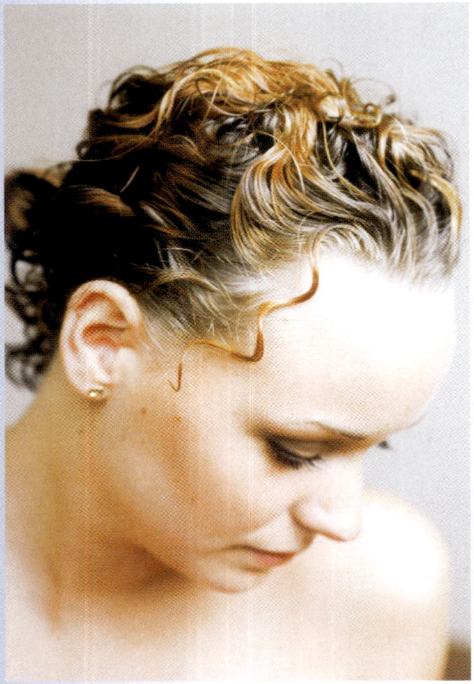

Ätherische Öle für Haut und Haare

Für die Pflege zu Hause oder die Behandlung im Kosmetikstudio, beim Friseur, im Wellness-Bereich, für Massagen im Fitness-Studio und therapeutische Maßnahmen in den Heilberufen sind ätherische Öle eine beliebte und geschätzte Ergänzung. Für Ihr ganz persönliches Verwöhnprogramm finden Sie ab Seite 65 viele Vorschläge.

Ob für die Hautpflege, als Einreibung und für Massagen, zur Kopfhaut- und Haarbehandlung oder als Salbenverband – bis auf wenige Ausnahmen sollte man ätherische Öle nicht pur auf der Haut verwenden, sondern in eine Pflegegrundsubstanz einarbeiten. Hierzu dienen Basis-Öle (siehe auch Seite 11), neutrale Cremes oder Lotionen und Shampoos. In diesen Grundsubstanzen entfalten ätherische Öle ihre Wirkung mit gutem Erfolg.

Tipp

Eine Packung, der einige Tropfen ätherischen Öls beigefügt wurden, pflegt die Haare und die Kopfhaut.

Wie dosiere ich?

- 5–20 Tropfen ätherisches Öl in 50–100 ml Basis-Öl, Creme, Salbe, Lotion oder Shampoo mischen.
- Als Haarwasser die gleiche Menge in Wasser gut verschütteln.
- Für Kinder die Tropenzahl halbieren.

Ätherische Öle für die Partnermassage

Zur Partnermassage eignet sich jedes Öl, das beiden gefällt. Die mit diesem Symbol gekennzeichneten Öle in der Liste ab Seite 22 besitzen die Eigenschaft, partnerschaftliche Beziehungen zu harmonisieren. Für die Anwendung und die Mischungsverhältnisse gelten die gleichen Hinweise wie im vorigen Abschnitt.

Bedampfung, Inhalieren, Saunieren, Mundhygiene

Die Bedampfung ist eine der Maßnahmen, um die Haut bis in tiefere Schichten mit den Wirkstoffen der ätherischen Öle zu versorgen. Auch beim Inhalieren und Saunieren gelangen die Substanzen bei jedem Atemzug über die Schleimhäute bis tief in den Körper und entfalten hier ihre Wirkung. Die Mundhygiene mit ätherischen Ölen als Zusatz ergänzt die tägliche Zahnpflege und hilft bei Entzündungen im Mundraum.

Wie dosiere ich?

- Bedampfung (Vapozon): 1–2 Tropfen in den Ring oder Behälter träufeln
- Inhalieren kalt: 1–2 Tropfen in das Gerät geben. Als Alternative 1–2 Tropfen auf ein Papiertaschentuch geben, dazu 3 Tropfen eines Basis-Öls, und öfter daran riechen. Das eignet sich gut für unterwegs, zum Autofahren oder am Arbeitsplatz.
- Inhalieren warm: 2–3 Tropfen in eine Schüssel mit warmem Wasser geben; mit einem Handtuch über Kopf und Schüssel mit geschlossenen Augen 5–10 Minuten inhalieren, danach den Kopf in warme Tücher hüllen und bei Zimmertemperatur zugedeckt ruhend etwa 1 Stunde abkühlen.
- Sauna: 3–6 Tropfen in den Schöpfer mit Aufgusswasser träufeln. Welche Öle sich besonders gut zum Saunieren eignen erfahren Sie auf Seite 91.
- Mundhygiene: Zum Gurgeln oder Mundspülen 1–2 Tropfen in ein halb bis ganz gefülltes Wasserglas träufeln.

Info

Ätherische Öle in der Sauna nicht pur aufgießen, da sie leicht entflammbar sind!

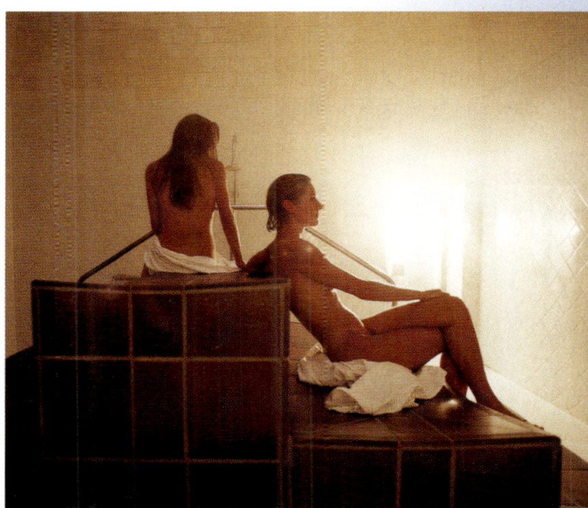

Ätherische Öle – Balsam für Haut und Haare

Für jeden Hauttyp und jedes Haarproblem gibt es das richtige Öl. Verwenden Sie das Öl bitte nicht pur, sondern mischen Sie es vor der Anwendung mit einem Basis-Öl, einer Creme, Salbe, Lotion oder dem Shampoo.

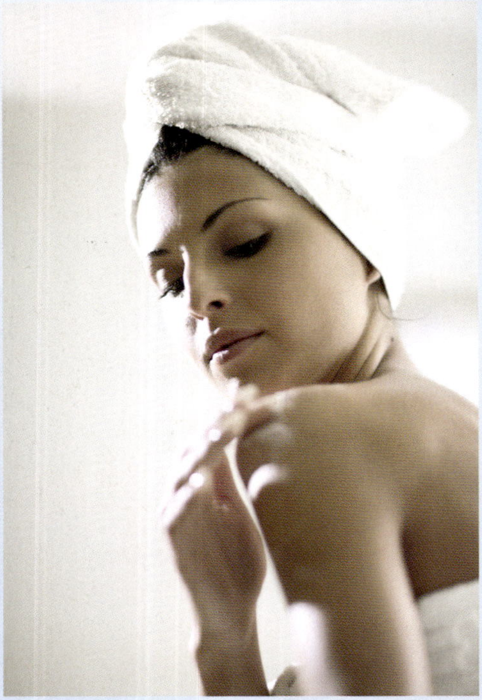

Das richtige Öl für Ihre Haut

- Ist eine Anti-Aging-Behandlung vorteilhaft?
  Geranium, Grapefruit, Karotte
- Wird eine bessere Durchblutung angestrebt?
  Limette, Rosmarin, Salbei
- Ist die Haut empfindlich?
  Kamille, Lavendel, Sandelholz
- Soll die Haut entschlackt werden?
  Wacholder, Zypresse, Rosmarin
- Ist die Haut entzündet?
  Angelikawurzel, Kamille, Lavendel
- Handelt es sich um eine fette Haut?
  Citronella, Lemongras, Zitrone
- Ist die Haut großporig?
  Lemongras, Litsea cubeba, Zitrone
- Scheint die Haut müde?
  Blutorange, Kampfer, Rosmarin
- Handelt es sich um eine nervöse Haut?
  Lavendel, Naarde, Verbena
- Ist die Haut normal?
  Grapefruit, Orange, Rose
- Soll sich die Haut besser regenerieren?
  Geranium, Orange, Patchouli
- Zeigen sich Risse in der Haut?
  Kamille, Palmarosa, Sandelholz
- Soll die Behandlung die Haut straffen?
  Karotte, Rosenholz, Zitrone
- Ist die Haut trocken?
  Geranium, Rosenholz, Sandelholz
- Geht es um die unreine Haut?
  Lemongras, Salbei, Ysop
- Was tun bei Orangenhaut (Cellulite)?
  Geranium, Wacholder, Zitrone, Zypresse

Haare – seidenweich, glänzend, kräftig und gesund

- **Zum Waschen:** In eine Portion Shampoo 2–3 Tropfen ätherisches Öl mischen, das Haar damit einmassieren und einige Minuten einwirken lassen.

- **Die Packung:** In 50 ml Basis-Öl (Avocado-, Jojoba-, Kokos-, Sesam-Öl) 10–15 Tropfen ätherisches Öl mischen, auf die Haare auftragen und mit einer Plastikhaube abdecken; 30 Minuten einwirken lassen.

- **Zum Einreiben:** In 10 ml Wasser 3–5 Tropfen ätherisches Öl gut verschütteln und damit die Kopfhaut massieren.

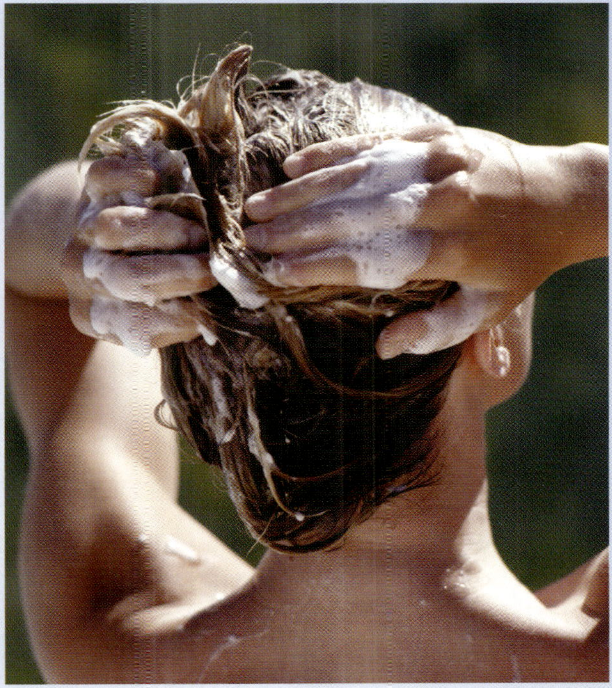

Pflegezusätze für schönes Haar

Auch als Zusatz in einer Packung oder im Shampoo tun Sie Ihren Haaren mit den folgenden Ölen etwas Gutes

- Bei Haarausfall:
  Bay, Lorbeer

- Ist das dunkle Haar müde und kraftlos?
  Rosmarin, Zirbelkiefer

- Ist das helle Haar müde und kraftlos?
  Kamille, Sandelholz

- Ist das Haar trocken und spröde?
  Geranium, Sandelholz

- Was tun gegen Kopfschuppen?
  Rosmarin, Teebaum

- Was tun gegen Kopfhautjucken?
  Cajeput, Lavendel

- Was tun bei schlechter Kopfhautdurchblutung?
  Rosmarin, Wacholder

- Wie erhalte ich Glanz und Fülle?
  Bay, Neroli

Ätherische Öle für Kompressen und Wickel

Feuchte Auflagen mit ätherischen Ölen tragen zur Hautregeneration und Entspannung bei, sie lösen Verspannungen sowie Krämpfe und lindern Zerrungen, Prellungen und andere Unpässlichkeiten.

Wie dosiere ich?

- 3–5 Tropfen in ca. 250 ml kaltes oder warmes Wasser träufeln, das Kompressentuch eintauchen und auswringen.
- Das Kompressentuch in kaltes oder warmes Wasser eintauchen, auswringen und anschließend 2–3 Tropfen Öl aufträufeln. Das Tuch mehrmals zusammendrücken und dann auflegen.
- 2–5 Tropfen in gelöste Heilerde mischen, als Maske oder Wickel anwenden.

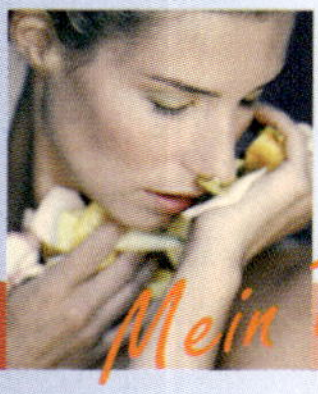

Mein Tipp

»Ein warmer Halswickel mit Weizenkeim-Öl als Basis-Öl und Karotten- oder Zitronen-Öl macht Ihre Haut wunderbar zart und glatt.«

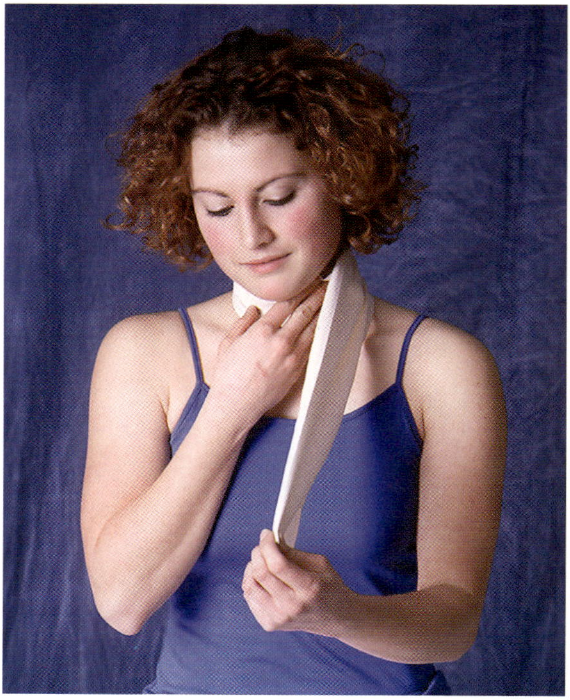

Ätherische Öle in der Küche

Aromatisch und schmackhaft verfeinern die essbaren ätherischen Öle Suppen, Soßen, Fleisch- und Fischgerichte, Gemüse, Beilagen, Marinaden, Desserts und Kuchen. Wie Sie damit beispielsweise ein romatisches Candlelight-Dinner für Zwei gestalten können, erfahren Sie auf Seite 83.

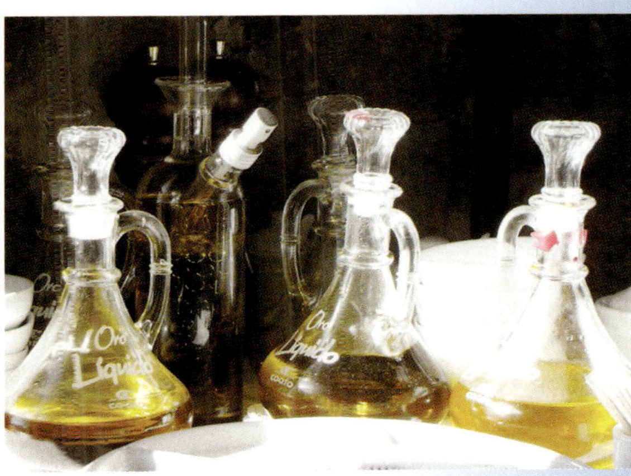

Auch bei Verwendung der Öle in der Küche ist es zu empfehlen, sie vorher mit einer Grundsubstanz zu verdünnen. Für Süßspeisen eignet sich Honig, für die aromatisch gewürzten Speisen Speiseöl.

Wie dosiere ich?

- Für Süßspeisen: 2–5 Tropfen in 50 g dünnflüssigen Honig mischen.
- Für aromatisch gewürzte Speisen: 2–5 Tropfen in 50 ml Speiseöl mischen, beispielsweise in Sonnenblumen-, Weizenkeim- oder Oliven-Öl.

Von diesen Mischungen wird in kleinen Mengen ein Teil zum Würzen und Aromatisieren verwendet, bis die gewünschte Geschmacksrichtung getroffen ist. Der Rest wird gut verschlossen bis zum nächsten Gebrauch bei Raumtemperatur (nicht im Kühlschrank!) in einem lichtgeschützten Gefäß aufbewahrt, beispielsweise in einem braunen Glas oder einer dunklen Flasche.

Tipp

Speiseöle, die mit ätherischen Ölen angereichert wurden, sind für jede Küche eine aromatische Bereicherung.

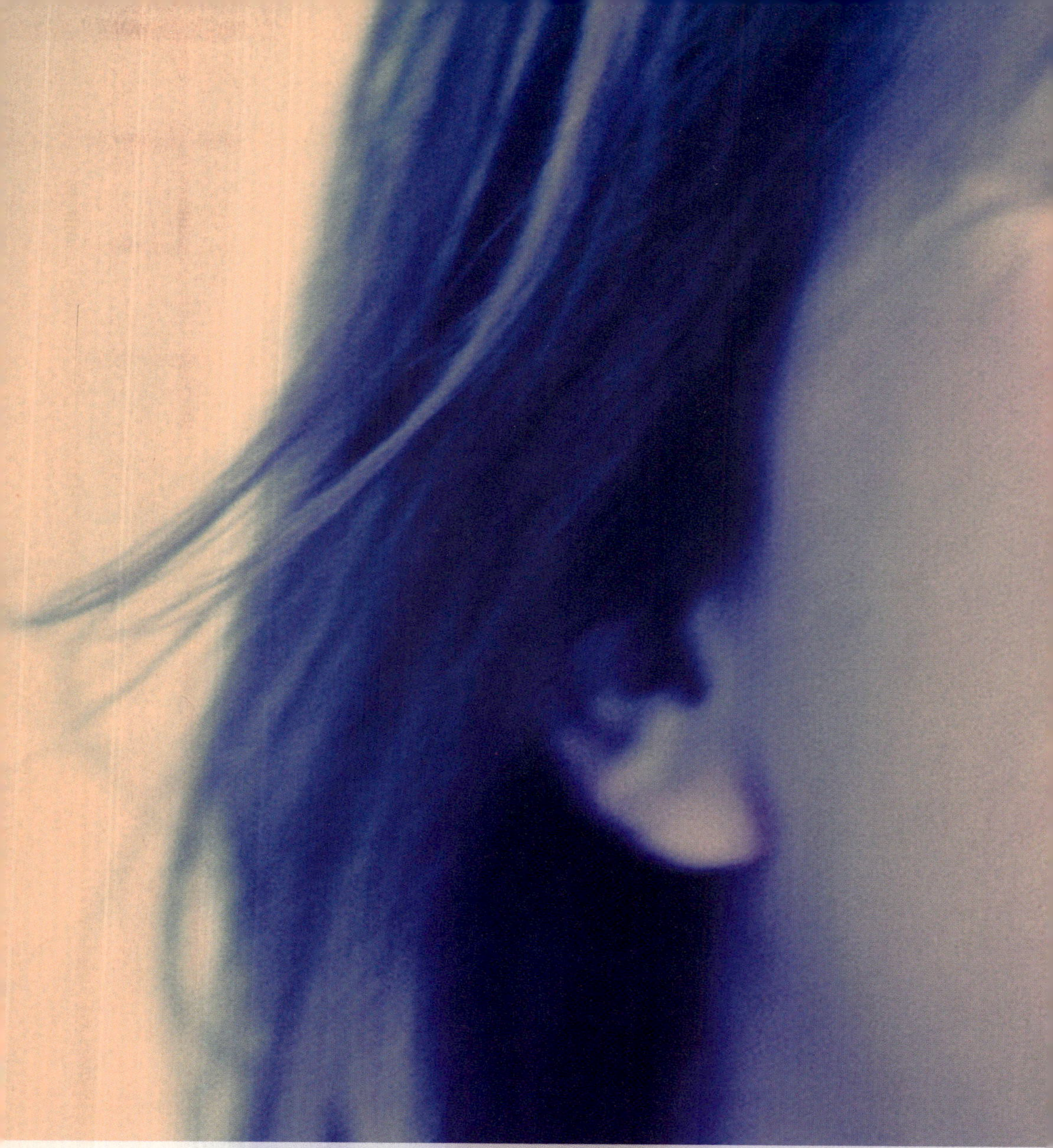

Düfte,

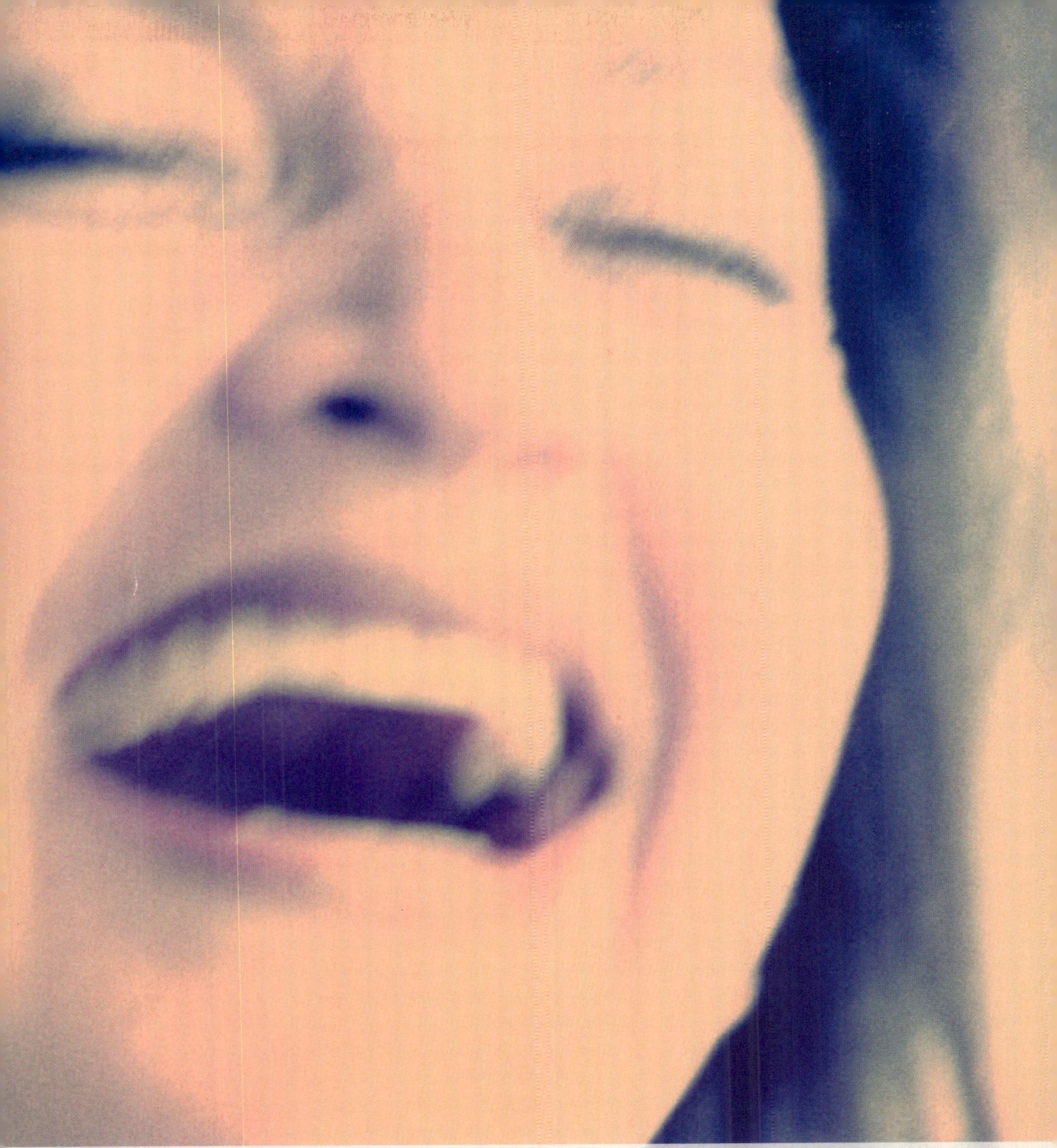

Gefühle & Co.

Die Sinne des Genießens

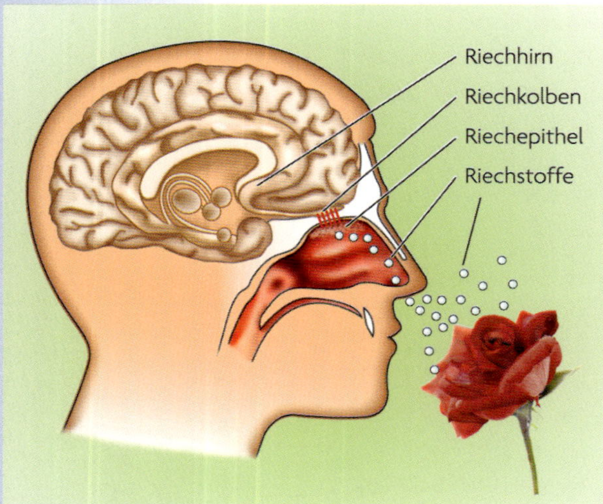

Atmen – wer denkt schon darüber nach? Es geschieht unbewusst, gleichmäßig und rhythmisch in Phasen der Ruhe oder hastig und kräftig bei Anstrengung. Eine lebenswichtige Funktion, von der Schöpfung kreiert, Voraussetzung unseres irdischen Seins.

Mit jedem Atemzug gelangt Sauerstoff in die Lungen. Hier wird das Blut mit dem Sauerstoff angereichert und zunächst durch große Blutbahnen, dann in immer feiner verzweigten Kapillaren zu allen inneren Organen bis hin zur äußeren Hülle unseres Körpers, der Haut, transportiert. Mit jedem Atemzug werden auch Gerüche wahrgenommen. Sie gelangen mit dem Luftstrom durch die Nasenflügel in den oberen Teil der Nasenhöhle und lösen sich in der wässrigen Schleimhaut des Riechepithels. Dort befinden sich die Rezeptoren, die die Reize der Duftmoleküle als Information mit unzähligen Riechnerven über den Riechkolben direkt zum Limbischen System weiterleiten.

Info

Jeder Atemzug trägt Duftmoleküle in das Limbische System – jedes Duftmolekül weckt dort Erinnerungen und Gefühle.

Das Limbische System ist ein Teil unseres Gehirns, in dem emotionale Eindrücke wie Freude, Lust, Angst, Trauer, Sexualtrieb, aber auch Hunger und Durst wahrgenommen und gesteuert werden; daneben beeinflusst und reguliert es auch die Funktionen der inneren Organe und des Hormonhauthalts.

Der Geruchssinn – die sichere Orientierung

Wie verhalten sich Tiere in ihrem Umfeld, auf der Suche nach Nahrung und Wasser, woran erkennen sie ihren Partner und ihre Jungen, wie finden sie ihr Zuhause? Auch hier ist es der Geruchssinn, der sie sicher leitet.

Hunde erkunden und erkennen ihre Umgebung fast ausschließlich mit ihrer Nase. Die Riechschleimhaut dieser Tiere ist um ein Vielfaches größer als die des Menschen. Hunde sind auch in der Lage, einzelne Riechstoffe aus einer Vielzahl von Düften zu identifizieren. Deshalb werden sie mit Erfolg sowohl bei lebensrettenden Maßnahmen als auch bei der Verbrechensbekämpfung eingesetzt.

Fische sind in der Lage, über den Geruchssinn winzigste Spuren von bestimmten Duftmolekülen zu erkennen und diesen zu folgen. Insbesondere verfügen Raubfische wie Haie über Riechfalten unterhalb ihrer Schnauze, die mit Rezeptorzellen ausgekleidet sind und damit im Meer in einer Verdünnung von zehn Milliarden Teilen noch Beute erkennen. Führt man einem Haibecken Wasser zu, in dem vorher Fische schwammen, entfalten die Haie ein typisches Jagdverhalten. Befanden sich in dem Wasser verletzte oder tote Fische, so kann man die Haie in eine regelrechte Raserei treiben.

Aber nicht nur Tiere orientieren sich nach Gerüchen – auch wir Menschen »gehen der Nase nach«, können »jemanden nicht riechen« oder finden etwas »dufte«. Auch wenn unsere Nase längst nicht so sensibel ist wie die eines Hundes – es genügt ein einziges Duftmolekül einer Rose, um die Riechzellen der Nase zu erregen!

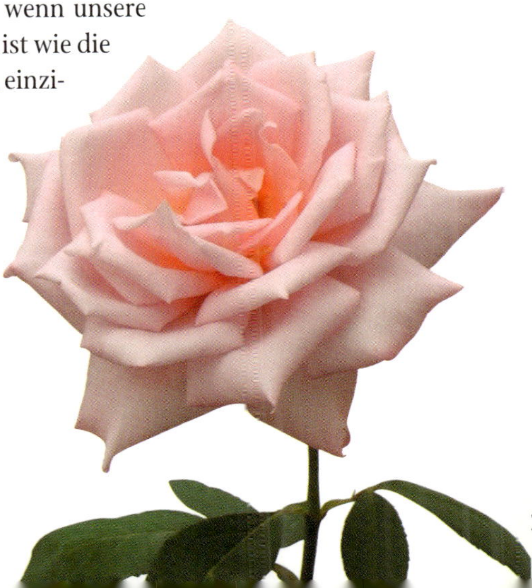

Info

Der Geruchssinn beeinflusst das Dasein aller Lebewesen.

Duft weckt Gefühle und Erinnerungen

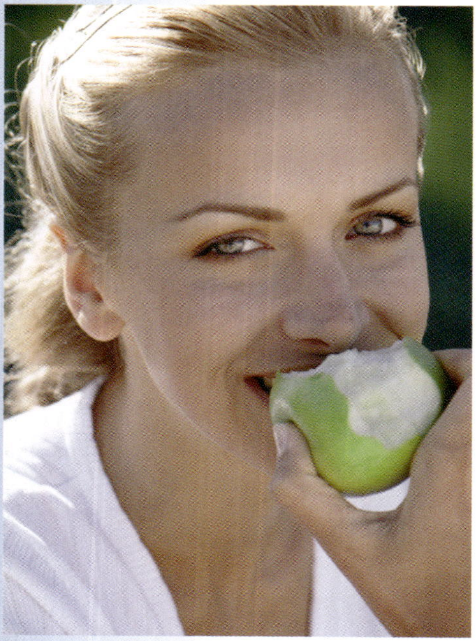

Was bewirkt der frische, fruchtige Duft nach Obst? Er kann das »Wasser im Munde« zusammenlaufen lassen. Ebenso der feine Geruch eines appetitanregenden Essens aus der Küche, das Bouquet eines edlen Weines oder der frisch zubereitete Tee oder Kaffee.

Geruch ist stimulierend. Er weckt Erinnerungen, Sehnsüchte, Illusionen und Heimweh. Wie war das noch mit dem unvergesslichen Plätzchenduft, der in der Vorweihnachtzeit durch das ganze Haus zog? Erinnerungen an die Kindheit werden wach – die Vorfreude auf das Weihnachtsfest, Geborgenheit und Liebe innerhalb der Familie – ein warmes, wonniges Gefühl!

Ein Besuch ist geplant. Warmherziger Empfang bei der lieben Tante. Spielen, Lachen, frohe Lieder, heiteres Plaudern und spannende Geschichten verkürzen die Zeit. Im Garten ein feiner Duft eines blühenden Krautes – Lavendel. Dieser Duft wird in die Erinnerung eingehen, stets die freudige Begegnung – das harmonische Zusammensein im Unterbewusstsein wachrufen. Der Lavendelduft wird ein Leben lang über alles geliebt.

Info

Gaumenfreuden sind eng mit dem Geruchssinn verbunden.

Im Gegensatz dazu verteilt eine schroffe, lieblose Nachbarin die Lavendelsäckchen im Kleiderschrank. Diese Dame kritisiert alles, was man tut oder nicht tut, sie ist streitsüchtig, egoistisch und hartherzig. Ihre eigene Unzufriedenheit und Verdrießlichkeit lässt sie andere gnadenlos spüren. In diesem Falle wird der Geruch von Lavendel in Zukunft auf Ablehnung stoßen, denn er ist für alle Zeit mit dieser herzlosen Person in der Erinnerung verschmolzen.

Düfte und Gefühle

Über das Limbische System im Gehirn stimulieren Gerüche und Düfte unsere Sinne und Empfindungen. Was liegt da näher, als ätherische Öle als Orientierungshilfe einzubeziehen und ihre unterstützende Wirkung zum Wohle der eigenen Persönlichkeit und der Allgemeinheit zu verwenden?

Unterstützen Sie positive Gefühle

Gefühle gehören zum Leben – welche Bedeutung man ihnen beimisst, ob man ein bis zur Hälfte gefülltes Wasserglas eher als halb voll oder als halb leer ansieht, hat man ein Stück weit selbst in der Hand. Um eine positive Einstellung zu bekommen, hilft es, angenehme, positive und lustvolle Gefühle zu unterstützen. Dabei können Düfte helfen.

Lebenslust

Genießen Sie die Freude am Dasein, fördern Sie Ihre Unternehmungslust und gestalten Sie aktiv Ihr Leben. Ihre »lust«volle Grundhaltung dem Leben gegenüber springt auf andere über und beeinflusst auch die Menschen in Ihrer Umgebung und deren Lebensperspektive positiv.

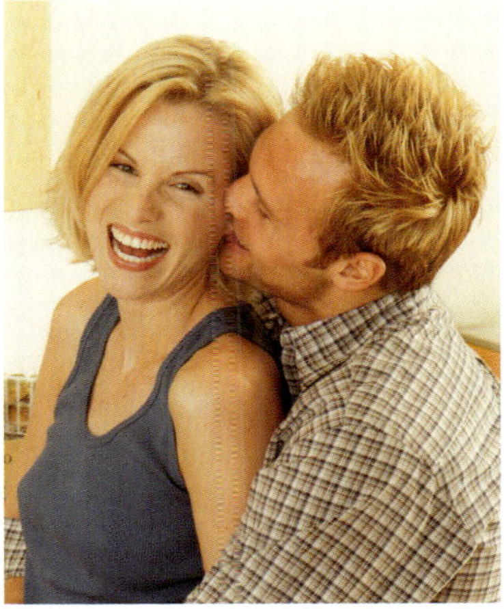

Mein Duft

Bergamott-Öl
Grapefruit-Öl
Muskatellersalbei-Öl

Harmonie

Gleichklang, friedliches Miteinander, eine entspannte Atmosphäre sind Balsam für die Seele. In harmonischer Atmosphäre lassen sich auch heikle und hitzige Situationen entschärfen und praktikable Lösungen herbeiführen.

Mein Duft

Mandarinen-Öl
Rosen-Öl
Sandelholz-Öl

Mein Duft

Basilikum-Öl
Koriander-Öl
Mandarinen-Öl
Muskatellersalbei-Öl

Inspiration

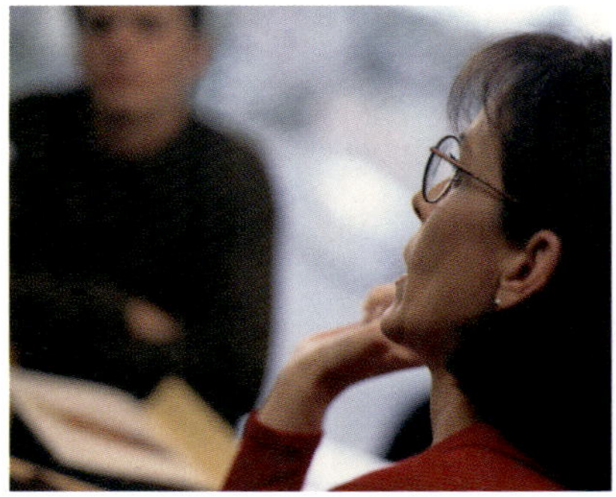

Geistesblitze bringen Licht ins Dunkel und führen zu Lösungen von Streitfragen und Problemen. Inspiration hilft, geistreiche Ideen in erfolgreiche Konzepte umsetzen.

Mein Duft

Lemongras-Öl
Koriander-Öl
Verbena-Öl

Kreativität

Beflügelt werden, die schöpferischen Kräfte stärken, Einfälle in meisterhafte Projekte zu investieren – auch dabei unterstützen Sie ätherische Öle.

Umgang mit negativen Gefühlen

Man kann lernen, mit Gefühlen, die als unangenehm empfunden werden, konstruktiv umzugehen. Das Motto lautet: Leben Sie Ihre Gefühle, aber lassen Sie sich nicht von Ihren Gefühlen leben!

Mein Duft

Kamillen-Öl

Ärger

Berechtiger Ärger über vermeidbare oder unvorhersehbare Ereignisse, permanenter Ärger über alles und jeden vergraulen die Freude am Dasein und rauben den Schlaf.

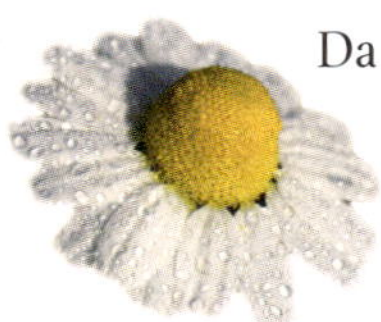

Da hilft nur eines – die Probleme, die den Ärger verursachen, rasch aus der Welt zu schaffen. Dabei hilft Kamillen-Öl, denn es verbreitet eine friedliche Atmosphäre, schenkt Gelassenheit und beruhigt überreizte Nerven.

Mein Duft

Lavendel-Öl
Koriander-Öl
Sandelholz-Öl

Aggression

Ein cholerisch reagierender Typ ist rasch aus der Fassung zu bringen. Ein missverstandenes Wort, eine schlechte Nachricht, die Begegnung mit einem ungeliebten Nachbarn oder die heiße Suppe lösen sogleich aggressive Reaktionen aus. Mit lautstarken, verbalen Missbilligungen verschafft er sich Luft.

Egal, ob man bei sich selbst Aggressionen verspürt oder gerade einen aggressiven Menschen in der Nähe hat – bewahren Sie Ruhe und demonstrieren Sie Gelassenheit, um den (inneren) Poltergeist zu besänftigen – eine gute Möglichkeit ist hierbei, innerlich langsam bis 10 zu zählen. Mitunter lohnt es sich aber auch, gezielt die Offensive zu suchen.

Unterstützend beim Umgang mit Aggressionen sind Öle, die emotionale Übererregungen mildern und Harmonie und Denkvermögen fördern, damit der Kopf wieder »klar« wird.

Angst

Ängste sind häufig begleitet von Zurückhaltung und Scheu, es kann sich aber auch hinter ihnen Angriffslust oder Depression verbergen. Einerseits wird die Einsamkeit bevorzugt, andererseits besteht die Angst vor dem Alleinsein.

Wichtig im Umgang mit Ängsten ist es, Geborgenheit und Zuverlässigkeit zu vermitteln, Selbstvertrauen und Mut aufzubauen und die Tür zu ehrlichen, wohlgemeinten Beziehungen öffnen. Das gilt übrigens nicht nur für den Umgang mit ängstlichen Menschen, sondern auch für die eigene Angst.

Mein Duft

Lindern Ängste:
Blutorangen-Öl
Naarden-Öl
Rosenholz-Öl

Vermitteln Geborgenheit:
Cassia-Zimt-Öl
Patchouli-Öl
Rosen-Öl

Aufregung

Oft sind es die unvorhersehbaren Ereignisse innerhalb der Familie, im Beruf und anderswo, die in helle Aufregung versetzen können. Man verliert die Nerven und handelt unüberlegt.

Wie bereits bei den Aggressionen beschrieben ist es auch bei Aufregung hilfreich, erstmal tief durchzuatmen und langsam bis 10 zu zählen, um wieder»runterzukommen«. Sich selbst oder dem »Nervenbündel« um einen herum Ruhe und Gelassenheit vermitteln – dabei unterstützen Öle, die beruhigen und die Wogen glätten.

Mein Duft

Baldrian-Öl
Lavendel-Öl
Rosenholz-Öl

Mein Duft

Bergamott-Öl
Geranium-Öl
Majoran-Öl

Heitern auf:
Grapefruit-Öl
Litsea-cubeba-Öl

Depression

Die Ursachen für eine Depression sind vielfältig. Schicksalsschläge, hormonelle Veränderungen, eine familiäre Disposition, aber auch schwere Lebensmittelallergien sowie eventuell Nebenwirkungen von Medikamenten sind häufig verantwortlich für diesen Zustand. Desinteresse, Antriebsarmut, trübe Gedanken und die Empfindung von Ausweglosigkeit beherrschen das Verhalten.

Es empfiehlt sich, die genaue Ursache für die Depression zu finden und eine gezielte Therapie ohne schädliche Nebenwirkungen einzuleiten. Öle, die Heiterkeit, Optimismus und Zuversicht stärken, können helfen, wieder aus dem »Loch« zu finden.

Mein Duft

Hilft, unbewältigte Konflikte aus der Vergangenheit zu lösen:
Neroli-Öl

Hilft, nachsichtig zu sein und öffnet das Herz:
Rosen-Öl

Eifersucht

Unterstellungen, sinnlose Vorwürfe, Argwohn, Missgunst, Neid und Zweifel lassen ein friedliches Zusammenleben unmöglich erscheinen. Das alte Sprichwort »Eifersucht ist eine Leidenschaft, die mit Eifer sucht, was Leiden schafft« lässt ahnen, wie einen Gefühle der Eifersucht plagen können. Hier liegen häufig tief sitzende Verlustängste vor.

Im Umgang mit einem eifersüchtigen Menschen sollte man versuchen, Anlass zur Eifersucht zu vermeiden und das Vertrauensverhältnis auszubauen, jedoch ohne sich dabei zum Sklaven zu machen. Andererseits lohnt es sich, darüber nachdenken, ob nicht auch hier eine Therapie hilfreich sein könnte, insbesondere dann, wenn man selbst extrem eiferüchtig ist – und das womöglich auch noch grundlos.

Mein Duft

Anis-Öl
Cassia-Zimt-Öl

Einsamkeit

Trauer, Enttäuschung, Misserfolg, Perspektivlosigkeit, aber auch Krankheit und Alter sind häufig Gründe, die jemanden veranlassen, sich zurückzuziehen.

Wenn Sie unter Einsamkeit leiden: Isolieren Sie sich nicht weiter, sondern knüpfen und pflegen Sie neue Kontakte. Suchen Sie sich (wieder) eine Orientierung und planen Sie etwas für die Zukunft; das können auch kleine Ziele sein, beispielsweise die Wohnung zu entrümpeln, sich für einen Volkshochschulkurs anzumelden oder endlich mal die offensichtlich ebenfalls einsame Nachbarin vom Haus gegenüber anzusprechen.

Enttäuschung

Schlechte Erfahrungen durch die Familie, Partner, Freunde, Geschäftsbeziehungen und mehr verbreiten Bitterkeit, Gram und Hoffnungslosigkeit. Aber wie es das Wort »Ent-Täuschung« ja bereits ausdrückt – man fiel auf eine Täuschung herein – vielleicht weil man zu vertrauensselig und aus Bequemlichkeit die Verantwortung abgegeben hat …? Lernen Sie aus dieser Enttäuschung, ein Vertrauensverhältnis in Zukunft kritischer zu überprüfen und klüger zu handeln.

Mein Duft

Cananga-Öl
Rosen-Öl

Gefühlsschwankungen

Himmelhoch jauchzend – zu Tode betrübt! Ein Wechselbad der Gefühle – teils amüsant, teils strapaziös für alle Beteiligten. Gerade Heranwachsende sind davon betroffen und leiden selbst unter dieser Gefühlsinstabilität, die oft daher rührt, dass äußere Vorfälle unreflektiert und damit nahezu ungebremst das Seelenleben durcheinander wirbeln.

Im Umgang mit Betroffenen sollte man versuchen, eine behutsame Entspannung der Situation herbeizuführen mit dem Ziel, moderates Verhalten zu unterstützen. Wenn Sie selbst oft unter Gefühlsschwankungen leiden, gilt ebenfalls: Entspannen Sie sich, verwöhnen Sie sich und gewinnen Sie Abstand. Dabei unterstützen Sie Öle, die Heiterkeit, Zufriedenheit und Zuversicht fördern.

Mein Duft

Blutorangen-Öl
Palmarosa-Ol
Rosen-Öl

Hemmungen

Häufig sind eine einschränkende, angsteinflößende Erziehung und negative Erfahrungen die Ursachen für diese Gefühle. Mangelndes Selbstvertrauen und Zweifel am Erfolg sind die Folge, man steht sich sozusagen selbt im Weg.

Versuchen Sie trotzdem immer wieder, die eigenen Ängste und Skrupel zu überwinden und belohnen Sie sich, wenn Sie sich »getraut« haben – so gewinnen Sie langsam Selbstvertrauen und Sicherheit.

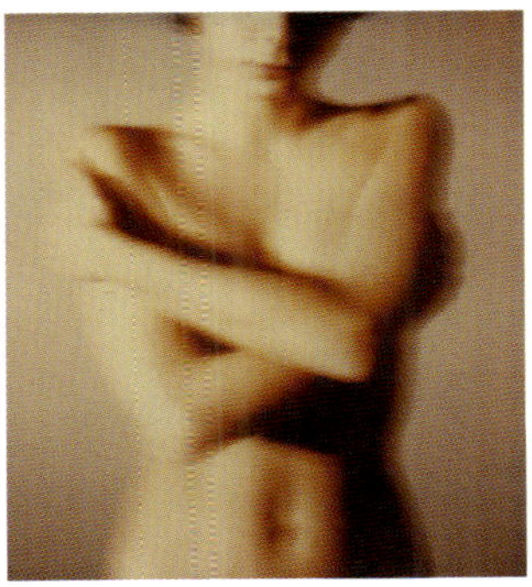

Mein Duft

Orangen-Öl
Ingwer-Öl

Mein Duft

Bergamotte-Öl
Eukalyptus-Öl
Kampfer-Öl

Hilflosigkeit

Das Gefühl von (scheinbarer) Hilflosigkeit führt zu fehlender Tatkraft und mangelnder Entschlussfähigkeit. Dann gilt es, die Willenskraft und Entschlussfähigkeit aufzurütteln und so Mutlosigkeit und Befangenheit abzulegen. Hierbei helfen kräftigende und stabilisierende Öle, die Zuversicht und Optimismus stärken.

Mein Duft

Bei Gefühlsausbrüchen: Kamillen-, Neroli- und Vetiver-Öl

Bei Nervosität: Angelikawurzel-, Lavendel- und Rosenholz-Öl

Bei Stress: Blutorangen-, Kardamom- und Lavendel-Öl

Nervosität

Große Anstrengungen, seelischer Druck, häusliche und berufliche Überforderungen strapazieren das Nervensystem. Man ist gereizt, gestresst und »genervt«, auch die Kinder »sägen an den Nerven« – kein Wunder, dass sie irgendwann blank liegen. Im schlimmsten Fall führt das zu verzweifelten, unkontrollierten Gefühlsausbrüchen. Große Erregbarkeit und Nervosität können aber auch hormonelle Ursachen haben (Schilddrüsenüberfunktion) – dies sollte auf jeden Fall abgeklärt werden.

Wenn Ihnen alles über den Kopf wächst, verschaffen Sie sich Luft und gewinnen Sie Abstand – drosseln Sie das Tempo und delegieren Sie Arbeiten auch mal weiter. Wenn möglich, sollten Sie die Störfaktoren eliminieren – oder aber Ihre Einstellung zu ihnen ändern.

Mein Duft

Mandarinen-Öl
Melissen-Öl
Pfeffer-Öl

Trauer

Der Verlust eines geliebten, teueren Menschen hinterlässt eine tiefe Lücke. In diesem Leid, das verbunden ist mit Trostlosigkeit und Verzweiflung, erlischt jegliche Hoffnung und Zuversicht auf eine Besserung der Lage.

Auch wenn es seine Zeit dauert – wir Menschen sind mit der Fähigkeit geboren, Trauer zu verarbeiten und einen Verlust zu überwinden – auch wenn es lange dauert. Verlieren Sie nicht die Hoffnung – bereits mitten im Tunnel lässt sich schon das Licht am Ende erahnen ...

Test: Welcher (Duft-)Typ bin ich?

Info

Sind Sie eine Powerfrau? Oder eher etwas verträumt? Bringt Sie nichts so schnell aus der Ruhe? Oder ist das mal so – mal so? Machen Sie den Test und finden Sie heraus, welcher Duft am besten zu Ihnen passt.

Wurden die Charaktereigenschaften in die Wiege gelegt? Welche Prägung erfahren wir durch unsere Familie, die Erziehung, das Umfeld, den Beruf? Welchen Einfluss hinterlassen Herausforderungen und Schicksalsschläge?

Obwohl eine Vielzahl von äußeren Faktoren Einfluss auf Verhalten und Handlung nehmen, tritt häufig ein bestimmtes Charakterbild recht deutlich in Erscheinung.

Wenn Sie unsicher sind, welcher Typ Sie sind, können Ihnen die folgenden Aussagen dabei helfen, Ihre eigene Identität zu ergründen. Welche der folgenden Statements passen am besten zu Ihnen? Beantworten Sie die Fragen ganz spontan und bewerten Sie auf einer Skala von 0 (trifft nicht zu/ist untypisch) bis 6 (trifft auf jeden Fall zu/ist ganz typisch), wie die Testaussagen zutreffen.

Welche ätherischen Öle zu Ihrem Typ passen, erfahren Sie in der Auswertung auf Seite 61.

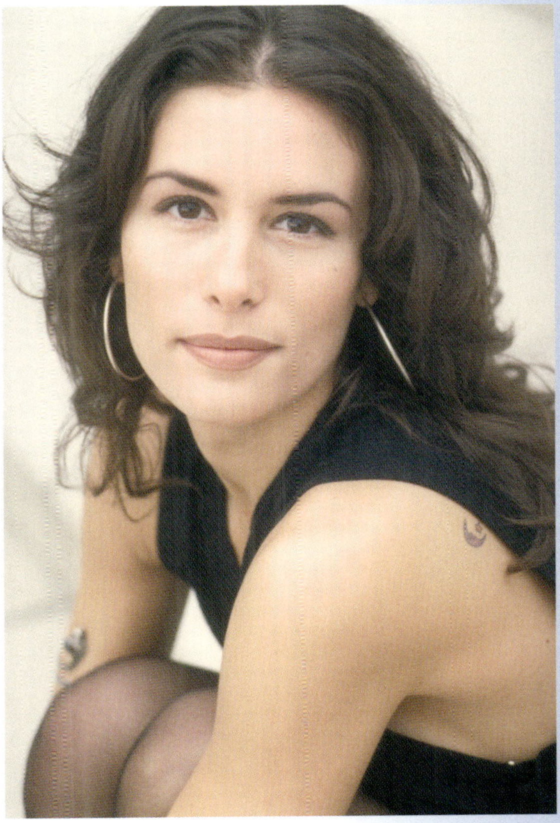

Bewertung

0 trifft nicht zu/ist ganz untypisch
1 trifft kaum zu
2 trifft gelegentlich zu
3 trifft einigermaßen zu
4 trifft öfter zu
5 trifft meistens zu
6 trifft auf jeden Fall zu/ist ganz typisch

Der starke, selbstbewusste Typ

	1	2	3	4	5	6
Ich bin entschlossen, zielstrebig und handlungsorientiert.	☐	☐	☐	☐	☐	☐
Ich bin impulsiv, sinnlich, extrovertiert und eigenwillig.	☐	☐	☐	☐	☐	☐
Grübeln und Zweifeln liegen mir nicht.	☐	☐	☐	☐	☐	☐
Kompromisse sind mir fremd.	☐	☐	☐	☐	☐	☐
Lang anhaltende Prozesse der Entscheidungsfindung machen mich nervös.	☐	☐	☐	☐	☐	☐
Nichts ist mir mehr zuwider als Stillstand oder gar Rückschritt.	☐	☐	☐	☐	☐	☐
Meine Statur ist athletisch und kraftvoll.	☐	☐	☐	☐	☐	☐
Mein Outfit ist elegant und luxuriös.	☐	☐	☐	☐	☐	☐
Ich bevorzuge kräftige Farben, extravagante Accessoires und perfektes Styling.	☐	☐	☐	☐	☐	☐
Das Ambiente in meinem Wohnbereich ist zeitlos bis modern, edle Hölzer und unifarbene Stoffe dominieren.	☐	☐	☐	☐	☐	☐
Ich habe Mut zu gewagten Kontrasten.	☐	☐	☐	☐	☐	☐
Ich liebe Kunst und klassische Musik.	☐	☐	☐	☐	☐	☐

Der sensible, feinfühlige Typ

	1	2	3	4	5	6
Ich bin gefühlvoll, einfühlsam und romantisch.	☐	☐	☐	☐	☐	☐
Ich wiege mich sehr gerne in Fantasien und Träumereien.	☐	☐	☐	☐	☐	☐
Ich bin kreativ.	☐	☐	☐	☐	☐	☐
Gefühle der Unsicherheit und Zweifel verhindern oft, dass ich mein vorgegebenes Ziel erreiche.	☐	☐	☐	☐	☐	☐
Ich neige zum Grübeln.	☐	☐	☐	☐	☐	☐
Ich bin leicht aus dem Gleichgewicht zu bringen.	☐	☐	☐	☐	☐	☐
Ich bin oft wankelmütig und inkonsequent in der Durchführung meiner Vorhaben, was bis zu Tatenlosigkeit und Apathie führen kann.	☐	☐	☐	☐	☐	☐
Meine Statur ist feingliedrig, leicht und zart.	☐	☐	☐	☐	☐	☐
Mein Outfit ist anmutig und verspielt.	☐	☐	☐	☐	☐	☐
Ich liebe fließende und duftige Stoffe, zarte Pastelltöne und traumhafte Accessoires.	☐	☐	☐	☐	☐	☐
Ich habe den Wunsch, dass mein Umfeld, meine Familie, der Beruf und mein Freundeskreis von einer Wolke aus Harmonie umgeben sind.	☐	☐	☐	☐	☐	☐
Antike Möbel, zauberhafte Dekors und kuschelige Kissen schmücken mein Domizil.	☐	☐	☐	☐	☐	☐
Ich mag Operetten und leichte Klassik.	☐	☐	☐	☐	☐	☐

Bewertung

0 trifft nicht zu/ist ganz untypisch
1 trifft kaum zu
2 trifft gelegentlich zu
3 trifft einigermaßen zu
4 trifft öfter zu
5 trifft meistens zu
6 trifft auf jeden Fall zu/ist ganz typisch

Bewertung

0 trifft nicht zu/ist ganz untypisch
1 trifft kaum zu
2 trifft gelegentlich zu
3 trifft einigermaßen zu
4 trifft öfter zu
5 trifft meistens zu
6 trifft auf jeden Fall zu/ist ganz typisch

Der lockere, entspannte Typ

	1	2	3	4	5	6
Ich bin ausgeglichen und habe viel Geduld, mich bringt so leicht nichts aus der Ruhe.	☐	☐	☐	☐	☐	☐
Ich bin optimistisch, zuverlässig, offen und tolerant.	☐	☐	☐	☐	☐	☐
Ich stehe mit beiden Beinen im Leben.	☐	☐	☐	☐	☐	☐
Ich bin pragmatisch, habe realistische Vorstellungen und meine Ziele klar vor Augen.	☐	☐	☐	☐	☐	☐
Ich genieße die angenehmen Seiten des Lebens und schätze Behaglichkeit.	☐	☐	☐	☐	☐	☐
Ich fühle mich wohl im Kreise meiner Familie und mit Freunden.	☐	☐	☐	☐	☐	☐
Meine Statur neigt zu weichen Rundungen.	☐	☐	☐	☐	☐	☐
Bei meinem Outfit bevorzuge ich die sportlich, elegante Linie: dezentes Styling, harmonische Farben und edle Accessoires.	☐	☐	☐	☐	☐	☐
Ich bin sportlich aktiv und bewege mich gerne an der frischen Luft.	☐	☐	☐	☐	☐	☐
Meine häusliche Umgebung wird von klaren Linien mit hohem Qualitätsanspruch bestimmt – nach dem Motto »weniger ist mehr«!	☐	☐	☐	☐	☐	☐
Ich bevorzuge Musicals und zeitgemäße Musik.	☐	☐	☐	☐	☐	☐

Auswertung

Zählen Sie die Punkte der Tests zusammen – Sie gehören dem Typ an, bei dem Sie deutlich die meisten Punkte haben.

Wenn Sie jedoch keinem der genannten Typen eindeutig zuzuordnen sind, gehören Sie zu den Mischtypen. Diese Menschen bekommen von den unterschiedlichen Eigenschaften jeweils einen Teil in die Wiege gelegt. Es kann nämlich durchaus sein, dass der starke, selbstbewusste Typ bei bestimmten Gelegenheiten die Züge des lockeren, entspannten Typs aufweißt. Oder der sensible, feinfühlige Typ phasenweise auch die Merkmale des starken, selbstbewussten Typs übernimmt.

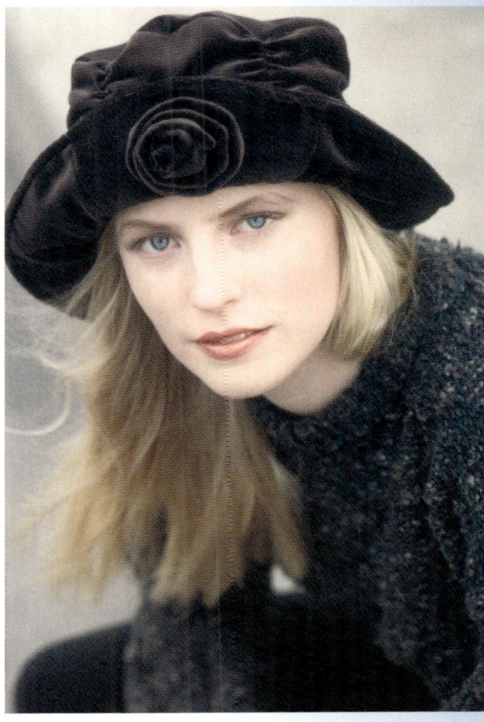

Es ist auch denkbar, dass alle drei oben beschriebenen Typen sich in einer Person wiederfinden. Diese Menschen zeichnen sich durch kluge Reaktionsabläufe aus, sie haben im Allgemeinen ein ausgeglichenes, harmonisches Wesen, das obendrein von einer entspannten Fröhlichkeit geprägt ist.

Diese Öle passen zu Ihnen

- Der starke, selbstbewusste Typ: warme, würzige, sinnliche Düfte wie Blutorange, Zimt und Ylang-Ylang.
- Der sensible, feinfühlige Typ: blumige, verspielte und verträumte Düfte wie Neroli, Rose und Verbena.
- Der lockere, entspannte Typ: frische, klare, elegante Düfte wie Zitrone, Grapefruit und Litsea cubeba.
- Der Mischtyp: warme, klare und romantische Düfte wie Blutorange, Litsea cubeba, Rose.

Tipp

Blumige Düfte passen gut zum sensiblen, feinfühligen Typ.

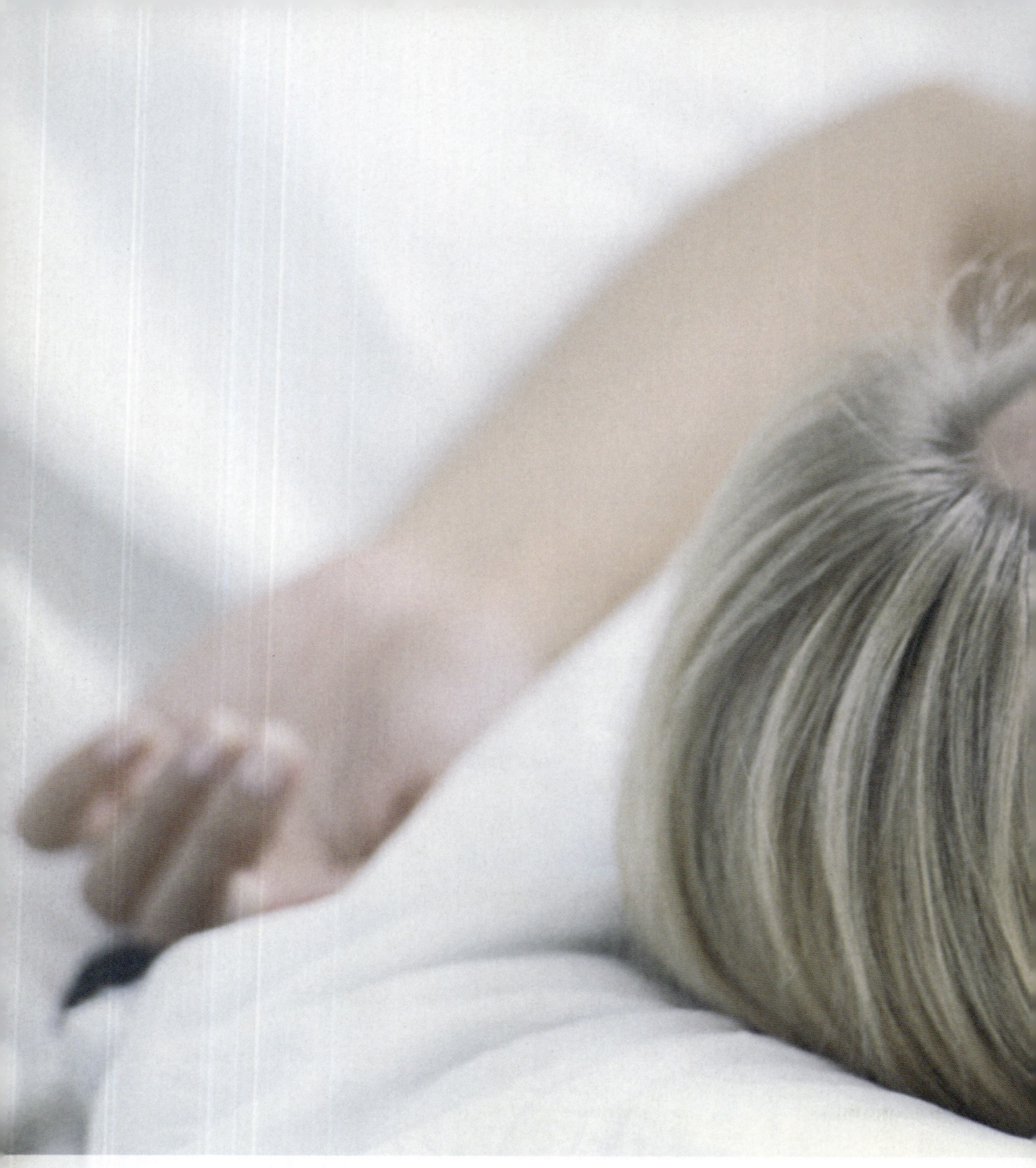

Die innere

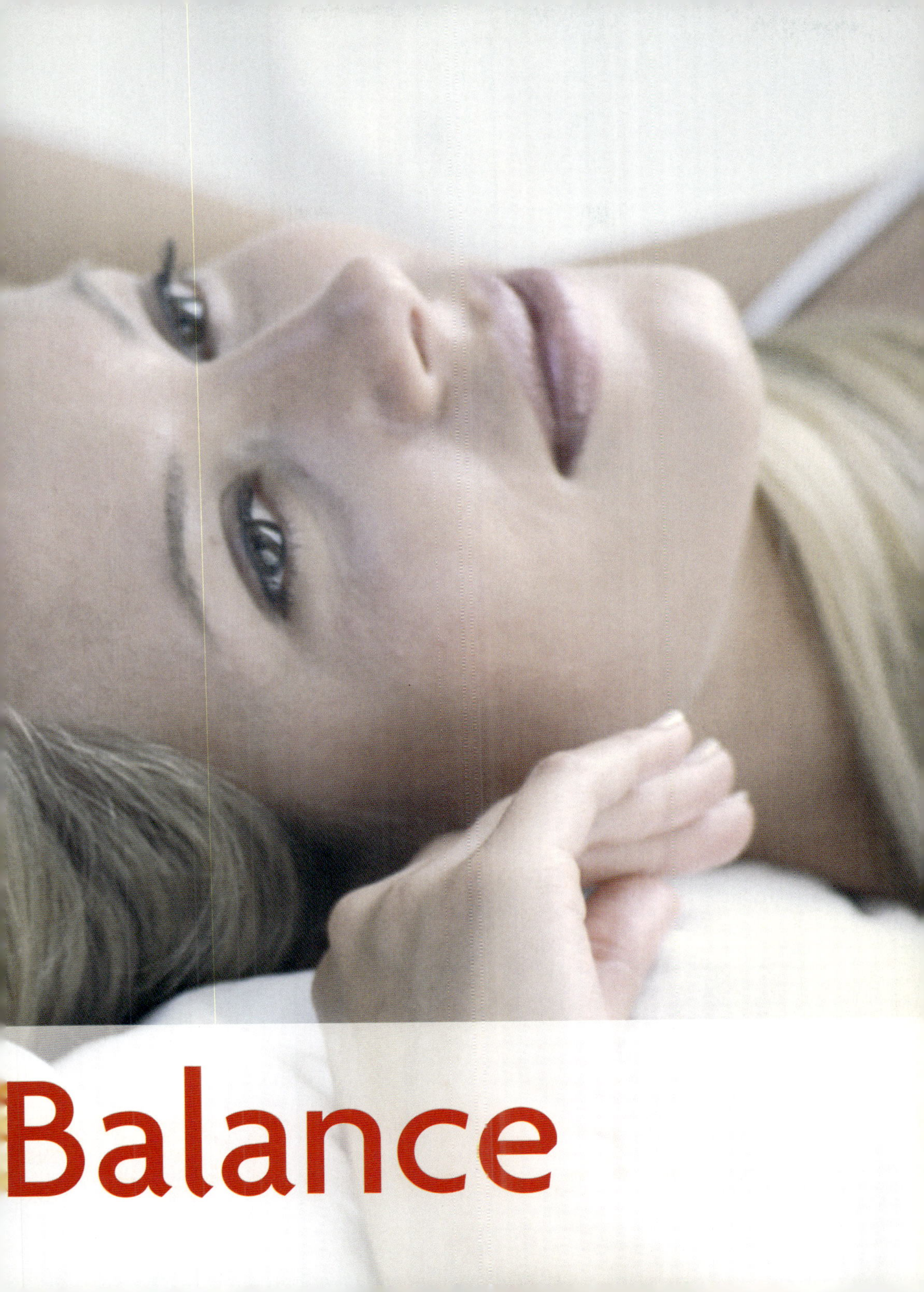

Balance

In Harmonie kommen

Tipp

Lassen Sie die Seele baumeln – gerade dabei helfen ätherische Öle wunderbar!

Leistungsdruck, Reizüberflutung und Anspannung erzeugen Stress – sei es im Beruf oder im privaten Umfeld. Das innere Gleichgewicht gerät durch die negativen Einflüsse ins Straucheln. So führt der heimliche Wunsch nach Entspannung ohne Freizeitstress immer mehr zur Suche nach einem Halt, einem Anker, an dem sich der »Kahn« an einer langen Leine im Wellengewoge wiegt.

Düfte helfen dabei, die Seele zu streicheln, sie besänftigen, bauen Ängste ab, inspirieren, stärken das Selbstbewusstsein und helfen dabei, Einsamkeit erträglicher zu gestalten. Sie vermitteln Geborgenheit und Wärme, heitern auf, regen an und wirken ausgleichend.

Und es gibt so viele Möglickeiten, mithilfe von ätherischen Ölen Wohlgefühle zu vermitteln. Was wird gewünscht? Welches ätherische Öl soll meine Empfindungen, mein Gemüt heute aufheitern? In welcher Form möchte ich es anwenden? Reicht ein Öl oder sollen es zwei oder sogar drei verschiedene sein? Viele Vorschläge für jede Stimmung und jeden Anlass finden Sie auf den folgenden Seiten.

Wie finde ich für eine bestimmte Situation den passenden Duft?

Entscheidend ist Ihr momentanes, sehnsüchtiges Gefühl, von dieser Duftnote umhüllt zu sein. Die Auswahl kann jeder für sich selbst treffen. Der sensible Geruchssinn entscheidet meist spontan, ob dieser oder jener Duft richtig ist – für Zauderer wird allerdings auch manchmal die Wahl zur Qual. Ein gutes »Näschen« führt in jedem Fall auf die richtige Spur.

Verwöhnen Sie sich mit Düften

Der Duft im Raum

Tun Sie sich etwas Gutes! Das beginnt mit einem angenehmen Duft im Raum, der belebt oder entspannt – je nach Stimmung.

- Soll meine trübe Stimmung weichen? Bergamotte
- Brauche ich etwas Belebendes? Zitrone
- Gab es Ärger mit der Freundin? Kamille
- Fühle ich mich einsam? Cassia-Zimt
- Hat mich eine Nachricht erregt? Neroli
- Bin ich erschöpft? Zirbelkiefer
- Was stimmt mich heiter? Blutorange
- Was bestärkt mich bei der Meditation? Weihrauch
- Was vermindert meine Unsicherheit? Rosenholz
- Wie erreiche ich Harmonie? Mandarine

Das Aroma-Verwöhn-Bad

Entspannen Sie im wohl temperierten, zauberhaft duftenden Nass, Ihre Haut genießt die sanfte Pflege, während Sie dem Tagesgeschehen entrücken und auf einer Woge der Fantasie in ein imaginäres Universum, in ein fernes Wunderland entschweben. Lassen Sie es geschehen!

Damit sich die ätherischen Öle im Wasser lösen, vorher 2–3 Tropfen in Honig, Sahne, Flüssigseife oder Öl verrühren und dann dem eingelaufenen Badewasser zufügen. Sie können wählen ...

- Honigbad: für sanfte, geschmeidige Haut
- Sahnebad: für glättende, regenerierende Pflege
- Seifenbad: für milde, schonende Reinigung
- Ölbad: bei trockener, rauer Haut

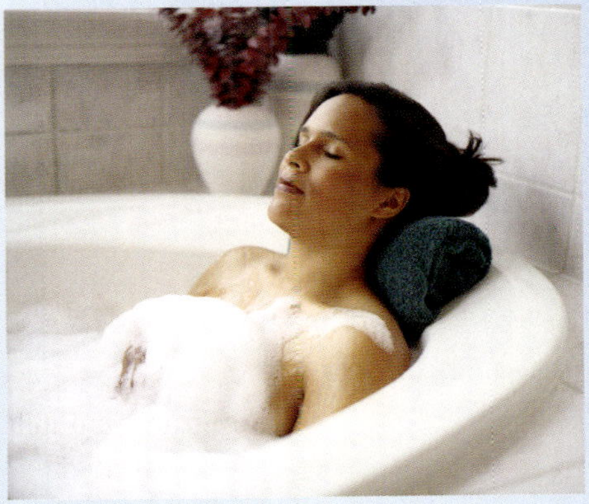

Welches Bad für welche Stimmung?

- Ist sanfte Entspannung gewünscht, ohne schläfrig zu werden? Blutorange
- Soll es anregend sein? Rosmarin
- Darf es beruhigend sein? Sandelholz
- Darf es kräftigend sein? Zirbelkiefer
- Soll es meine Stimmung heben und mich aufmuntern? Verbena
- Soll es mich am Abend entspannen und meinen Schlaf fördern sein? Lavendel

Wohlfühlmischungen für jeden (Bade-)Anlass

Sehr reizvoll sind auch Mischungen aus mehreren ätherischen Ölen; empfohlen werden je 5 Tropfen. Weitere Hinweise zu Dosierung und Anwendung der Öle finden Sie auf Seite 13.

- **Belebungsbad** – wir sind unternehmungslustig und wollen fit sein: Litsea cubeba, Piment, Salbei
- **Durchblutungsbad** – bringt die müden, schweren Beine auf Trab: Fichte, Orange, Rosmarin
- **Entspannungsbad** – nach einem aufregenden Tag den Feierabend genießen: Blutorange, Cananga, Weihrauch
- **Entschlackungsbad** – Ablagerungen ausleiten, gegen die Cellulite etwas tun: Geranium, Wacholder, Zitrone, Zypresse
- **Erfrischungsbad** – nach sportlichem Einsatz folgt die erquickende Pflege: Limette, Orange, Muskatellersalbei
- **Erkältungsbad** – Abwehrreaktionen des Körpers unterstützen: Abies, Myrte, Thymian
- **Euphoriebad** – depressive Stimmung verscheuchen: Bergamotte, Petit grain, Verbena
- **Kinderbad** – zarte Haut braucht zarte Pflege (je 2–3 Tropfen): Kamille, Rose

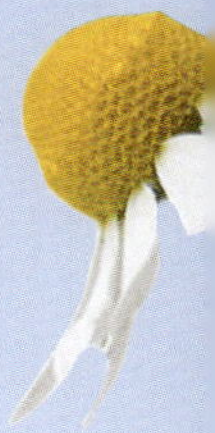

- **Konzentrationsbad** – wenn wichtige Termine im Kalender stehen: Citronella, Eukalyptus, Zitrone: Cananga, Limette, Sandelholz
- **Regenerationsbad** – aktiviert das Kräftepotenzial: Cajeput, Rosenholz, Zirbelkiefer
- **Schlummerbad** – tiefer, erholsamer Schlaf verleiht Energie: Baldrian, Lavendel, Melisse
- **Traumbad** – wunderbare Träume sind Balsam für die Seele: Melisse, Patchouli, Verbena
- **Venusbad** – Zärtlichkeit, Zuneigung und beseelendes Glück: Jasmin, Rose, Ylang-Ylang
- **Wellnessbad** – loslassen, entspannen und sich wohl fühlen: Mandarine, Neroli, Sandelholz

Ihr Verwöhnprogramm nach dem Bad

Gestalten Sie mit individuellem Einfühlungsvermögen für die Seele und Pflege für die Haut das Verwöhnprogramm nach dem Bad – umschmeichelt von Düften des Entspannens, des Genießens und der Träumerei!

- **Gesichtsbedampfung** (Vapozon): Blutorange, Grapefruit
- **Gesichtskompresse:** Bergamotte, Karotte
- **Face Rebirthing** (Massage): Traubenkern-Öl plus Karotte, Grapefruit
- **Gesichtsmaske** (mit Quark und Eigelb): Argan-Öl plus Geranium, Sandelholz
- **Gesichts- und Körpermassage:** Jojoba-Öl plus Orange, Karotte
- **Entschlackungsmassage:** Arnika-Öl plus Wacholder, Zitrone
- **Entspannungsmassage:** Johanniskraut-Öl plus Lavendel, Verbena

- **Exotische Massage:** Sesam-Öl plus Sandelholz, Ylang-Ylang
- **Fußmassage:** Arnika-Öl plus Salbei, Zitrone
- **Handmassage:** Ringelblumen-Öl plus Litsea cubeba, Kamille
- **Massage mit warmen Ölen:** Traubenkern-Öl plus Grapefruit, Rosenholz
- **Massage mit heißen Steinen:** Aprikosenkern-Öl plus Limette, Geranium
- **Klassische Massage** Aloe-vera-Öl plus Mandarine, Weihrauch
- **Pneumatron-Massage** (Sauggläser): Avocado-Öl plus Blutorange, Wacholder
- **Lymphdrainage:** Makadamianuss-Öl plus Abies, Litsea cubeba
- **Warmer Halswickel:** Weizenkeim-Öl plus Karotte, Zitrone

Genussvoll durch das Jahr

Machen Sie jeden Tag im Jahr zu einem Fest für die Sinne – ob Frühling, Sommer, Herbst oder Winter – Düfte verschönern jeden Tag!

Frühling: Langsames Erwachen aus dem Winterschlaf, die Tage werden länger, das erste Grün blitzt aus dem Erdreich, die warmen Sonnenstrahlen schmeicheln auf der Haut ...

- Beschwingt und fröhlich den Lenz begrüßen: Bergamotte, Palmarosa
- Zauberhafte Zeit für einen kleinen Flirt! Koriander, Neroli
- Laue Luft lädt zum Frühlingssparziergang mit dem liebsten Schatz ein! Neroli, Rose
- Frühjahrsmüde – was tun? Rosmarin, Zitrone
- Frühlingserwachen – neue Ideen für Veränderungen: Muskatellersalbei, Verbena
- Was steigert meine Arbeitslust? Citronella, Niauli

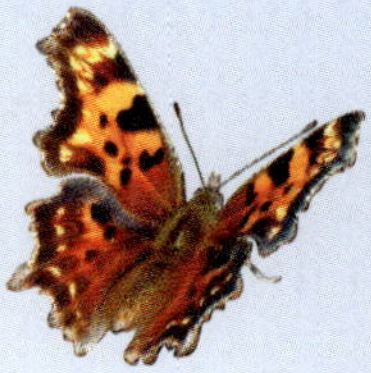

Sommer: Voll entfaltet sich die Natur in üppiger Blütenpracht, wir genießen die milden, langen Abende ...

- Wir gönnen uns eine Erfrischung mit: Zitrone, Limette
- Mit angenehmer und nachhaltiger Kühlung erfreut uns ein feuchter Wickel an Armen und Füßen: Pfefferminz, Zitrone
- Viel Vergnügen bei der Gartenparty! Es erquicken uns Grapefruit, Litsea cubeba
- Schon bald plagen uns die lästigen Insekten! Wie schützen wir uns? Rosmarin, Nelke
- Womit betupfe ich einen Insektenstich? Lavendel, Teebaum
- Die Hitze ist schweißtreibend, wie erfrische ich mich? Citronella, Zypresse
- Was lindert meine Wetterfühligkeit und Fönbeschwerden? Melisse, Pfefferminze

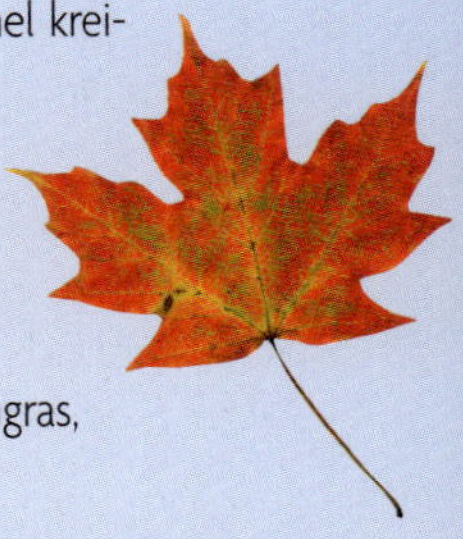

Herbst: Das malerisch buntgefärbte Laub, die reifen Früchte im Garten und die am Himmel kreisenden Zugvögel auf ihrer Reise gen Süden signalisieren das Ende der warmen Jahreszeit ...

- Die leuchtenden Farben der Wälder, das raschelnde Laub – ein Fest für die Sinne: Sandelholz, Sternanis
- Die fröhliche Einkehr! Ein herzhaftes Mahl und goldener Rebensaft im Glas – wir stärken uns! Bay, Blutorange
- Womit hebe ich die Stimmung an einem grauen Novembertag? Bergamotte, Ysop
- Was hilft gegen meine Melancholie? Basilikum, Verbena
- Wie schütze ich mich vor kaltem Wind und Wetter? Lemongras, Myrte
- Endlose Regentage, Nebel und Stürme – was tröstet mich? Lavendel, Verbena, Nelke, Orange

Winter: Romantische Schönheit! Schnee, der sich wie Zuckerwatte ausbreitet, Frost und klirrende Kälte ...

- Wir erwärmen uns mit Blutorange, Nelke
- Behaglichkeit in der Adventzeit! Orange, Zimt
- Was hilft bei kalten Füßen? Fichte, Salbei
- Was lindert meinen Infekt? Eukalyptus, Teebaum
- Weihnacht! Friede und Freude in aller Herzen? Hoffnung, Erwartung und Enttäuschung liegen oft so eng beieinander: Myrte, Neroli

Düfte – Begleiter in allen Lebenslagen

Als Beistand in allen Lebenslagen, für jeden Anlass und zu jeder Zeit erfüllt das richtige ätherische Öl das Bedürfnis, Einklang in emotionalen Konstellationen zu begünstigen – ein getreuer Begleiter und Wegbereiter für zahlreiche Situationen, wunderbar sanft und harmonisch.

- Wie verbessere ich meine Aufmerksamkeit? Basilikum, Litsea cubeba
- Womit erhöhe ich meine Ausdauer? Geranium, Fichte
- Was hilft in meiner Ausweglosigkeit? Geranium, Neroli
- Was hilft gegen meine Energielosigkeit? Thymian, Zitrone
- Was bestärkt meine Entschlusskraft? Pfeffer, Zypresse
- Wie überwinde ich eine Enttäuschung? Ylang-Ylang, Rose
- Was dämpft meine Gereiztheit? Kamille, Thuja
- Was tun gegen verletzte Gefühle? Lavendel, Rose
- Wie überwinde ich meine Gefühlskälte? Cassia-Zimt, Nelke
- Wie überwinde ich meine Gleichgültigkeit? Piment, Zitrone
- Was tue ich gegen meine Hilflosigkeit? Bergamotte, Rosenholz
- Ein Hoffnungsschimmer, ich bin begeistert! Bergamotte, Piment
- Wie überwinde ich meine Labilität? Fenchel, Kardamom

- Was tun gegen Leistungsdruck? Naarde, Zirbelkiefer
- Was hilft bei Liebeskummer? Lavendel, Rose
- Was lindert meine Migräne?Anis, Pfefferminze
- Wie schütze ich mich vor Missgunst? Neroli, Sandelholz
- Was hilft gegen mein Nervenflattern? Macisblüte, Melisse
- Was beflügelt meinen Optimismus? Mandarine, Pfeffer
- Womit verbessere ich meinen Orientierungssinn? Weihrauch, Zeder
- In meiner Partnerschaft kriselt es! Cananga, Jasmin
- Wie reduziere ich meinen Pessimismus? Rosmarin, Myrrhe
- Was tue ich gegen meine Prüfungsangst? Lavendel, Neroli
- Wie reduziere ich meine Rastlosigkeit? Vetiver, Weihrauch
- Was lindert mein Schlafproblem? Blutorange, Naarde
- Was hilft bei Schlafunterbrechung? Beifuß, Neroli
- Was lindert Schmerzen? Ingwer, Lavendel
- Was tun gegen Schwäche? Litsea cubeba, Oregano
- Was stärkt meine Selbstsicherheit? Cassia-Zimt, Zeder
- Was schenkt mir Selbstvertrauen? Angelika-Wurzel, Pfefferminze
- Was unterstützt die Sexualität? Muskatellersalbei, Nelke, Patchouli
- Wie erreiche ich mehr Sicherheit? Patchouli, Rosenholz
- Was erhöht meine Spannkraft? Oregano, Rosmarin
- Was fördert die Toleranz? Anis, Limette
- Was verhilft mir zu mehr Unbekümmertheit? Koriander, Zypresse
- Was tue ich gegen meine Unentschlossenheit? Cassia-Zimt, Zypresse
- Wie beherrsche ich meine Ungeduld? Mandarine, Kamille
- Wie bekomme ich meine Unruhe in den Griff? Baldrian, Vetiver
- Wie werde ich meine Unzufriedenheit los? Mandarine, Sandelholz
- Wie bewältige ich meine Vergangenheitskonflikte? Cassia-Zimt, Nelke
- Was stimmt mich versöhnlich? Fichte, Ylang-Ylang
- Wie entledige ich mich meiner Wehmut? Melisse, Thuja
- Was stärkt meine Widerstandskraft? Bay, Zirbelkiefer
- Wie überwinde ich meine Zaghaftigkeit? Geranium, Zypresse
- Was erfüllt mich mit Zärtlichkeit? Rose, Neroli
- Womit verhindere ich Zorn? Amyris, Ylang-Ylang
- Was schenkt mir Zufriedenheit? Kiefer, Nelke
- Was hilft gegen meine ängstliche Zurückhaltung? Kardamom, Rosmarin
- Was schenkt mir Zuversicht? Fenchel, Latschenkiefer
- Wie werde ich meine Zweifel los? Ylang-Ylang, Zypresse

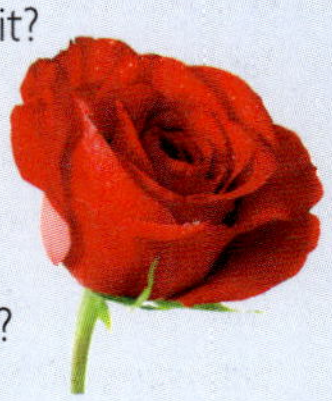

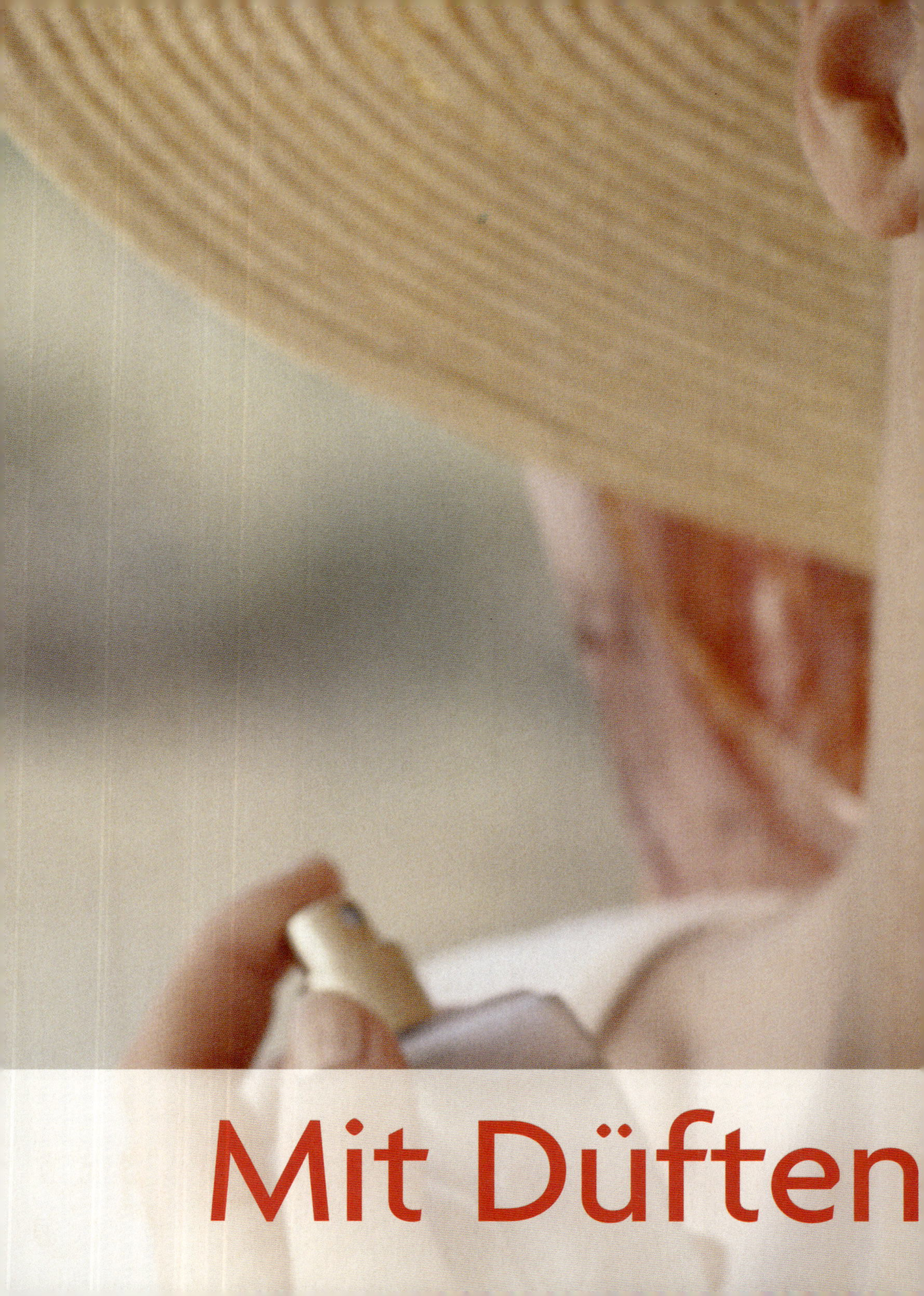

Mit Düften

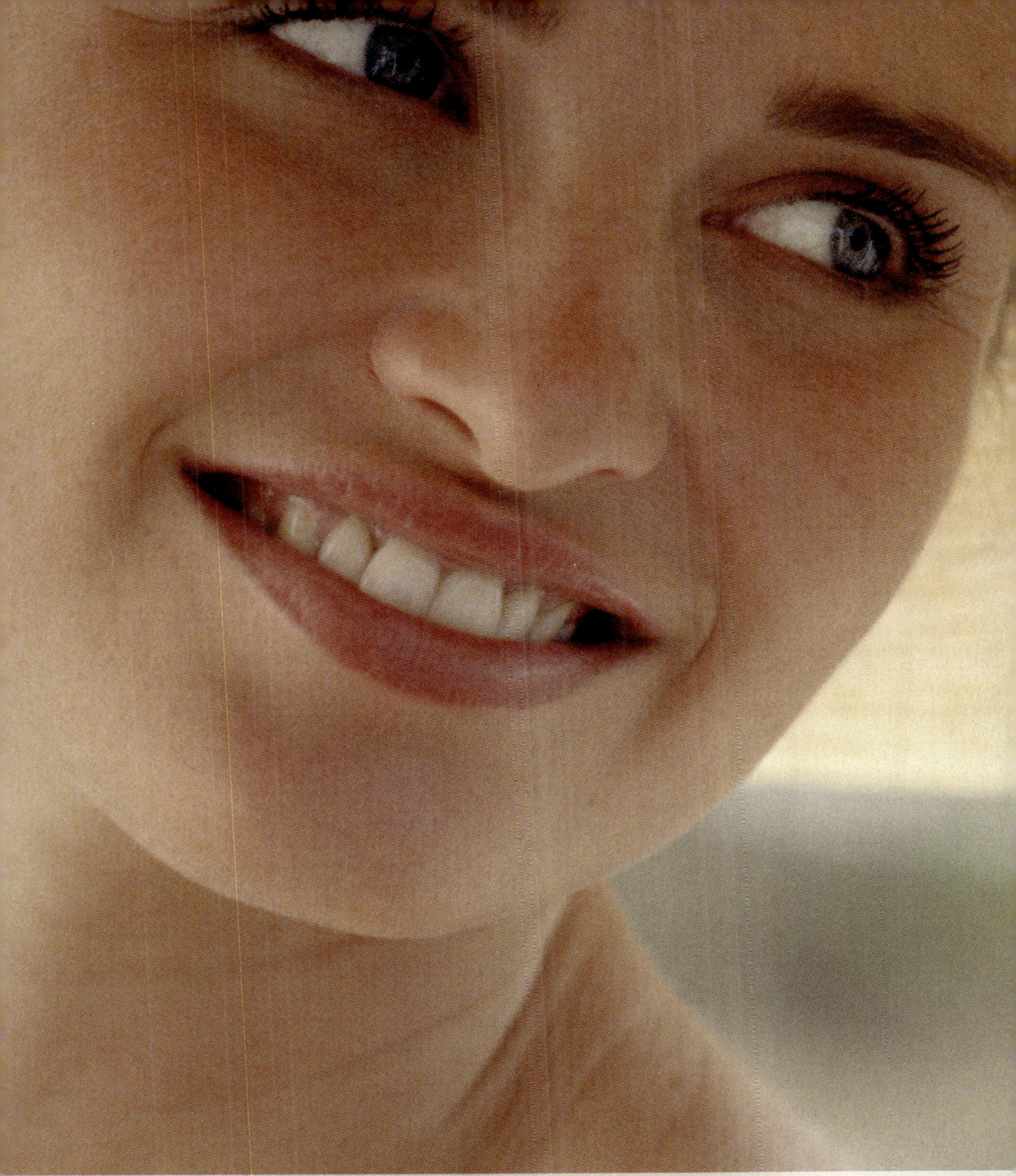

durch den Tag

Der Start am Morgen

Wer behauptet, dass Schlaf schön macht, hat morgens noch nicht in den Spiegel geblickt! Der ungekämmte Wuschelkopf, die halbgeöffneten, verschlafenen Augen, Spuren des Kissenabdrucks auf der Wange – doch dagegen lässt sich etwas unternehmen!

Die Zeit am Morgen ist in der Regel knapp und deshalb kostbar. Darum soll mit wenig Aufwand die Gesichts- und Körperpflege effektiv gestaltet werden und positive Akzente für den Tag setzen.

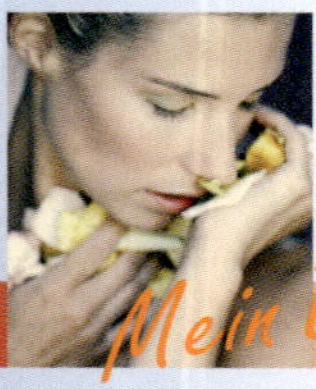

Mein Duft

Litsea-cubeba-Öl
Zitronen-Öl

Das Aufstehen

Wer hat an der Uhr gedreht – ist es wirklich schon so spät? Das Aufstehen in der Frühe kostet vielen Menschen einiges an Überwindung, aber sanfte Dehnübungen im Bett unterstützen das »Munterwerden«.

Ein angenehmer Duft am Morgen erleichtert das Aufstehen, deshalb gleich 1–2 Tropfen auf einen Duftstein träufeln. Die blumige Frische belebt Geist und Gemüt, Heiterkeit und Zuversicht ziehen in die Gedankenwelt ein.

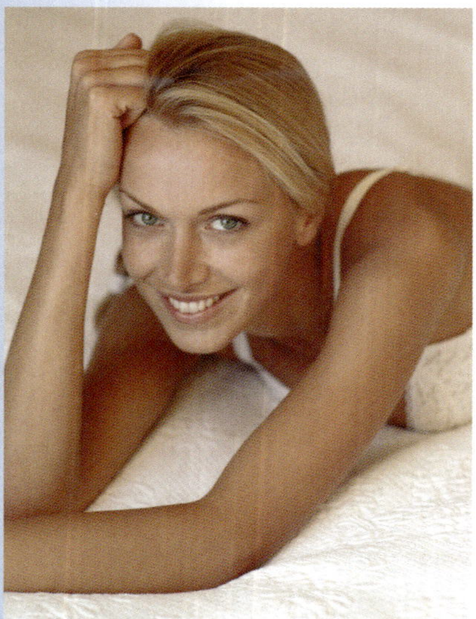

Mund- und Zahnpflege

Wie sieht die Mundhygiene aus? Natürlich gehören Zahnbürste und Zahnpasta dazu. Um den Zahnstein darf sich in regelmäßigen Abständen der Zahnarzt kümmern, ebenso übernimmt er auch das Reinigen und Aufhellen der Zähne. Denn es ist einleuchtend, dass Getränke und Speisen wie Tee, Rotwein, Obst und Gemüse, aber auch Nikotin im Laufe der Zeit leichte Verfärbungen auf den Zähnen hinterlassen. Aber auch bei noch so sorgfältiger Mund- und Zahnpflege kommt es vor, dass die Zähne einen leicht getönten Farbcharakter behalten. Diese Farbnuancen werden von den Pigmenten in unserem Körper bestimmt, können aber auch durch gesundheitliche Veränderungen im Stoffwechsel beeinflusst werden.

Ätherische Öle verhelfen zu einem prickelnden Start in den neuen Tag. Es wird sehr sparsam eingesetzt, ein Tropfen davon auf der Zahncreme oder im Mundspülwasser reicht in der Regel schon aus. Dieser kleine, duftende Zusatz wirkt Wunder, er erfrischt und gibt Sicherheit für den lieben, langen Tag. Welches darf es sein?

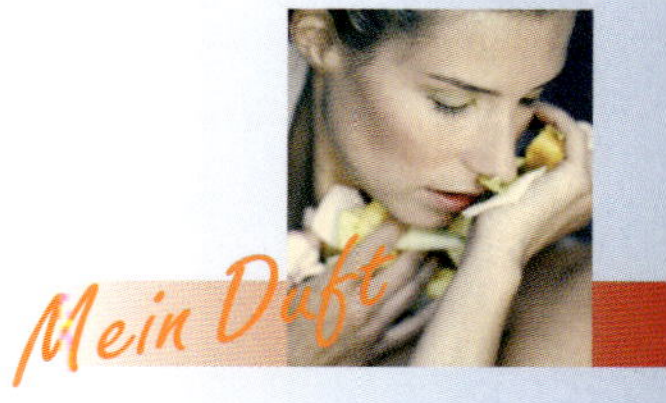

Spritzig und anregend: Zitrone
Kühlend und belebend: Pfefferminze
Dezent und erfrischend: Grapefruit

»Öl-Ziehen«

Im Falle extrem empfindlicher Mundschleimhaut ist das Öl-Ziehen im Mund eine altbewährte Methode. Hierbei benutzt man gerne kalt gepresstes Sonnenblumen-Öl, aber auch Aprikosenkern-, Argan-, Mandel- oder Sesam-Öl sind hierfür zu empfehlen. Man nimmt von einem der genannten Öle etwa 1 Esslöffel in den Mund, bewegt es etwa 5 Minuten im Mund hin und her und zieht es durch die Zähne. Dabei bindet das Öl eine ganze Reihe von Keimen und beugt Entzündungen vor. Danach wird das Öl ausgespuckt und man ist erstaunt, dass aus ihm eine weiße, milchige Flüssigkeit geworden ist. Anschließend den Mund mit reichlich lauwarmem Wasser ausspülen.

Ab in die Dusche!

Morgendliche Müdigkeit nach einer unruhigen Nacht, verbunden mit Unlust und Verstimmung – unter der Dusche werden die letzten »schläfrigen« Überbleibsel weggespült. Die feinen, prickelnden Wasserstrahlen auf der Haut und das anschließende Trockenrubbeln regen die Durchblutung der Hautzellen an – der gesamte Kreislauf wird belebt.

Morgenmuffel brauchen Aufmunterung! Heiterkeit und Unternehmungslust sind die Voraussetzungen für einen guten Start in den Tag. In Dusch-, Wasch- und Körperlotionen lassen sich vorzüglich ätherische Öle mischen: Jeweils 1–2 Tropfen des passenden Öls mit einer Portion des Duschgels. Welche Unterstützung brauche ich?

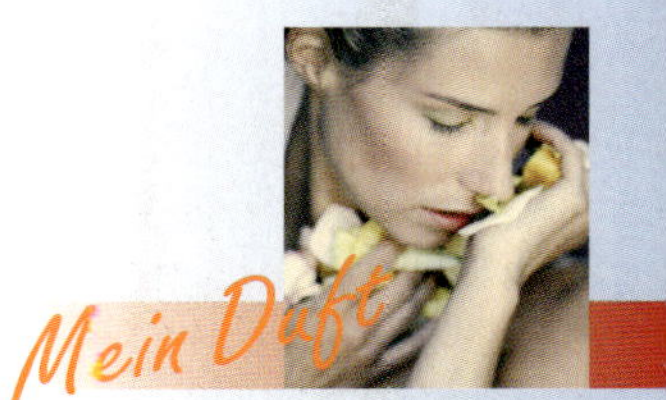

Aufmunterung, Zuversicht und Selbstvertrauen: Bergamotte
Geistige und körperliche Frische: Limette
Anregung, Unternehmungslust: Rosmarin

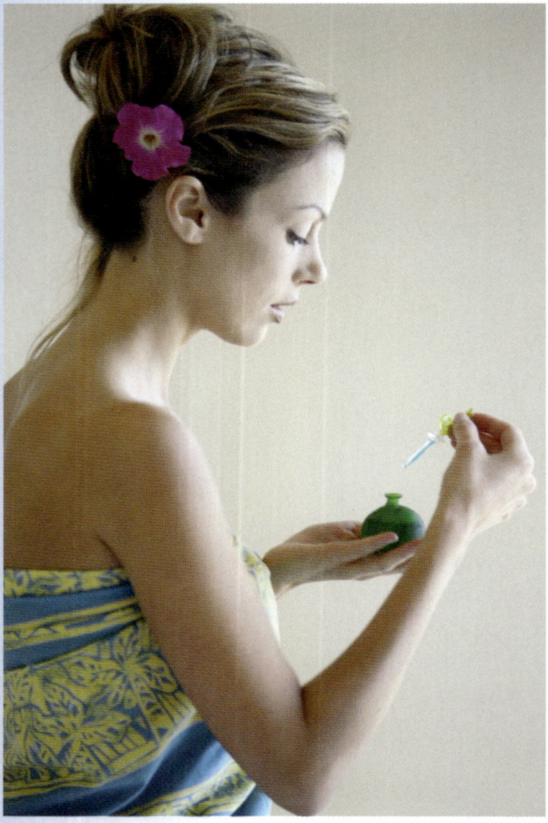

Die Pflege nach dem Duschen

Sie verhilft der Haut zu mehr Elastizität und Geschmeidigkeit und schützt sie vor Austrocknung. Hier bewähren sich vorzüglich rückfettende, reine Haut- und Massage-Öle, die als »Basis-Öle« bezeichnet werden. Man verwendet sie entweder neutral oder auch mit dem Zusatz von ätherischen Ölen.

Welches Basis-Öl braucht meine Haut?

- Aloe-vera-Öl: pflegt und spendet Feuchtigkeit
- Argan-Öl: schützend und regenerierend
- Avocado-Öl: rückfettend bei trockener Haut
- Jojoba-Öl: strafft die Haut und schützt
- Mandel-Öl: pflegend und aufbauend
- Traubenkern-Öl: zieht rasch ein und hat einen Anti-Aging-Effekt

Tipp

Wenn die Zeit morgens knapp ist, empfiehlt sich ein Öl, das schnell einzieht.

Welcher Duft trägt heute zu meinem Wohlbefinden bei?

- Blutorange: fein und fruchtig im Duft, stimmt ausgleichend und optimistisch
- Rose: lieblich und schmeichelhaft im Duft, verbreitet Harmonie und Toleranz
- Litsea cubeba: frisch und blumig im Duft, fördert die Konzentration und belebt

Wie verwöhne ich meine Haut?

Einige Tropfen des Basis-Öls, neutral oder mit ätherischen Ölen gemischt, werden in den Handflächen leicht verteilt. Man beginnt vorsichtig klopfend oder streichend im Gesicht, dann von den Händen über die Arme, von den Füßen über die Beine und zum Schluss wird die Vorder- und Rückseite des Rumpfes noch einbezogen.

Diese einfache, aber wirkungsvolle Anwendung, die nur wenige Minuten Zeit in Anspruch nimmt, sollte in Abständen oder auch täglich ihren Platz bei der Körperpflege einnehmen. Die Haut fühlt sich danach glatt und geschmeidig an, der Hautschutz ist gewährleistet, das Wohlbehagen begleitet uns durch den Tag.

Wenn Ihre Gesichtshaut noch etwas mehr Pflege und Feuchtigkeit braucht, tragen Sie anschließend Ihre Tagescreme auf und danach gegebenenfalls Ihr Make-up.

Tipp

Die morgendliche Massage mit ätherischen Ölen wirkt den ganzen Tag über wohltuend nach.

Ein letzter Blick in den Spiegel! Gepflegtes Aussehen, heitere Stimmung, Wohlgefühl, selbstsicheres Auftreten – so gefalle ich mir! Ein guter Start in den neuen Tag!

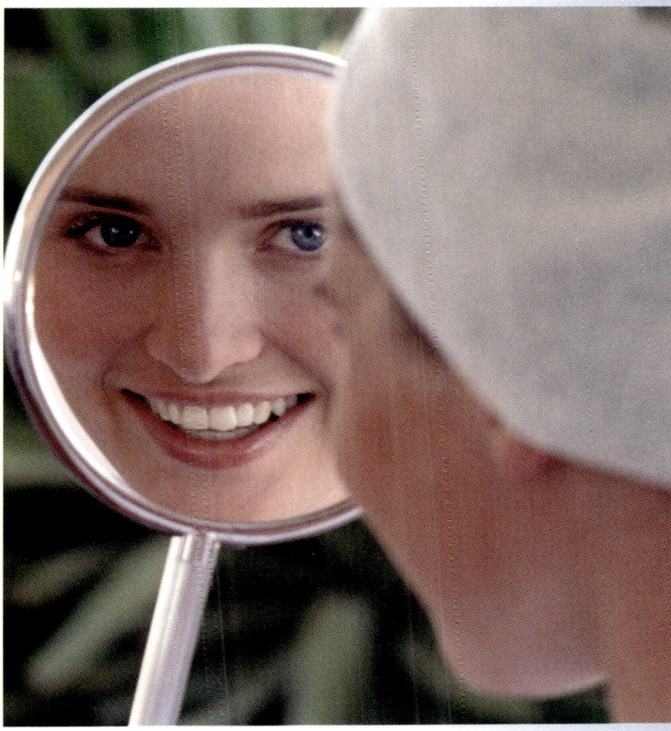

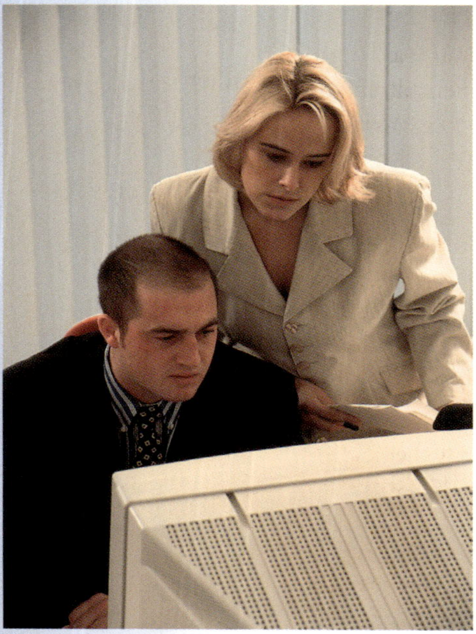

Im Beruf

In seinem Traumberuf konkurrenzlos zu glänzen, die Erfolgsleiter zu erklimmen, mit Wohlwollen und Anerkennung bedacht zu werden – eine überaus verlockende Vorstellung! Wenn von feenhafter Hand gelenkt die Wünsche sich doch verwirklichen ließen. In der Realität liegen die Dinge meist etwas anders. Ob Berufsneuling oder »alter Hase« – Leistungswille und Ehrgeiz beflügeln die Bereitschaft, sein Bestes zu geben, wobei der Leistungsdruck in gleichem Maße steigt.

Unsichtbaren Beistand verdanken wir ätherischen Ölen, die bei der Kommunikation, dem kollegialen Miteinander und auch dem Ringen um Erfolg indirekt ein wenig zur Unterstützung beitragen können. Sie können die Düfte über die Raumluft wirken lassen oder ein duftendes Papiertaschentuch einstecken. Aber auch schon beim morgendlichen Duschen verhilft der richtige Duft zu Energie und Kreativität.

Mein Duft

Lavendel-Öl
Naarden-Öl
Verbena-Öl

Aufregung

Wenn die Lieferpanne, der Produktionsfehler, das Fehlen eines wichtigen Kollegen sowie die Steuerprüfung oder als Folge der Steuerbescheid das organisierte Tagesprogramm durcheinander wirbelt, gilt es, einen kühlen Kopf zu bewahren, um nach einer Lösung des Problems zu suchen. Hier helfen Öle, die Übererregung mindern und Gelassenheit und Harmonie fördern.

Mein Duft

Anis- bzw. Sternanis-Öl
Basilikum-Öl
Rosenholz-Öl

Diplomatie

Nicht selten sind unterschiedliche Vorstellungen, Meinungen und Vorhaben von mehreren Partnern auf einen gemeinsamen Nenner zu bringen. Anpassungsfähigkeit, Diplomatie und Toleranz werden in diesen Situationen von allen Beteiligten erwartet. Auch hierbei leisten ätherische Öle Unterstützung.

Durchsetzungsvermögen und Unternehmungsgeist

Neue Perspektiven, die Chancen zu mehr Entwicklung und Wachstum bieten, mit Mut, Entschlusskraft und Weitsicht in die Realität umzusetzen und sich dabei auch gegen den Widerstand von Zweiflern durchsetzen. Dabei helfen Öle, die Energie verleihen und Mut, Selbstvertrauen und Unternehmungssgeist stärken.

Mein Duft

Für das Durchsetzungsvermögen: Angelikawurzel-, Zirbelkiefer- und Zitronen-Öl
Stärken den Unternehmungsgeist: Pfefferminz-, Piment- und Zypressen-Öl

Entscheidungshilfe

Bei vielen großen und kleinen, wichtigen und weniger wichtigen Vorhaben müssen Sie sich tagtäglich für einen Weg entscheiden. Hierbei gilt es, mit Sensibilität und Weitblick den Weg einzuschlagen, der Erfolg verspricht.

Wenn Sie sich gar nicht schlüssig werden können – versuchen Sie es doch mal mit einer Gesichtskompresse, die mit einem ätherischen Öl getränkt wurde: Schließen Sie die Augen, entspannen Sie sich, atmen Sie den Duft und geben sich Ihren Träumen hin. Bestimmt ist danach der Weg klar ...

Mein Duft

Cajeput-Öl
Pfeffer-Öl
Pfefferminz-Öl

Inspiration

Auf der Suche nach neuen Wegen benötigen wie gute Ideen. Öle, die unsere schöpferischen Eigenschaften anregen und den Geist erfrischen, verhelfen zu mehr geistiger Kreativität.

Mein Duft

Koriander-Öl
Litsea-cubeba-Öl
Muskatellersalbei-Öl

Konferenz, Teamgeist

Das Ziel einer Konferenz ist es, die Kommunikation der Teilnehmer auf Kooperation einzustimmen, um fruchtbare Ergebnisse zu erzielen. Kreative und viel versprechende Ideen erfolgreich zu verwirklichen – dazu benötigt es einen vertrauenswürdigen Gemeinschaftssinn.

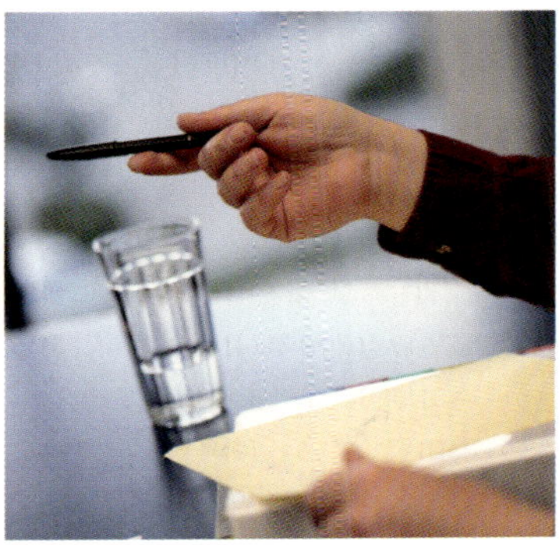

Mein Duft

Mandarinen-Öl
Geranium-Öl
Stärken den Teamgeist:
Blutorangen-Öl
Rosenholz-Öl
Zitronen-Öl

Mein Duft

Blutorangen-, Rosenholz-Öl
Für eine angenehme Atmosphäre: Mandarinen-, Bergamott- und Verbena-Öl

Kundenkontakt, Verkauf

Höflich, entgegenkommend, freundlich und mit Sachverstand selbst den kritischen Kunden überzeugen – das unterstützen Öle, die Vertrauen und Sicherheit stärken. Zudem bewegt eine behagliche Atmosphäre den Kunden zum längeren Verweilen und motiviert ihn zum Kauf – was eine erfreuliche Steigerung des Umsatzes erwarten lässt ...

Mein Duft

Basilikum-Öl
Eukalyptus-Öl
Zitronen-Öl

Konzentration

Konzentriertes Arbeiten erspart aufwändiges Suchen und verhindert Flüchtigkeitsfehler. Öle, die unsere geistigen Fähigkeiten, unsere Konzentration und unser Gedächtnis stärken, verhelfen zu einem »klaren Kopf«

Mein Duft

Rosenholz-Öl
Zitronen-Öl
Zirbelkiefern-Öl

Verhandlungsgeschick

Erfolgreiche Abschlüsse sind das Ziel einer jeden Verhandlung und entscheiden über den langfristigen Fortbestand des Unternehmens. Die nötige Zuversicht vermitteln, Vertrauen und Unternehmungsgeist stärken – ätherische Öle helfen, eine solche Atmosphäre zu unterstützen.

Mein Duft

Bei Nervosität: Lavendel-Öl
Beim Gespräch: Geranium- oder Rosenholz-Öl

Vorstellungsgespräch

Wenn Sie Ihre Nervosität im Griff haben und Sicherheit und Selbstbewusstsein ausstrahlen, dann hinterlassen Sie auf jeden Fall einen kompetenten Eindruck. Dabei hilft es, einen Tropfen des Öls auf ein Papiertaschentuch zu träufeln und es bei sich zu tragen.

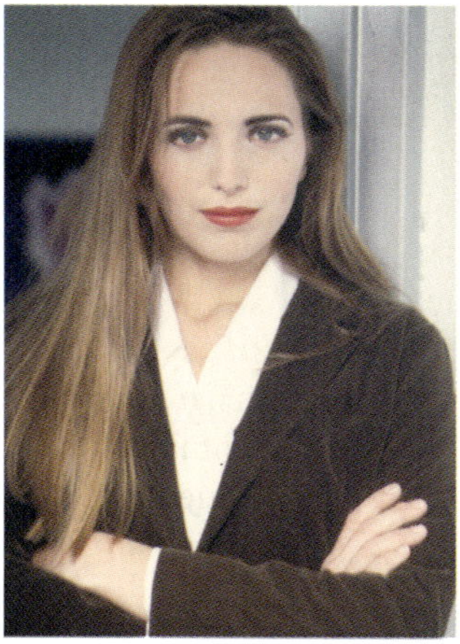

Partnerschaft und Familie

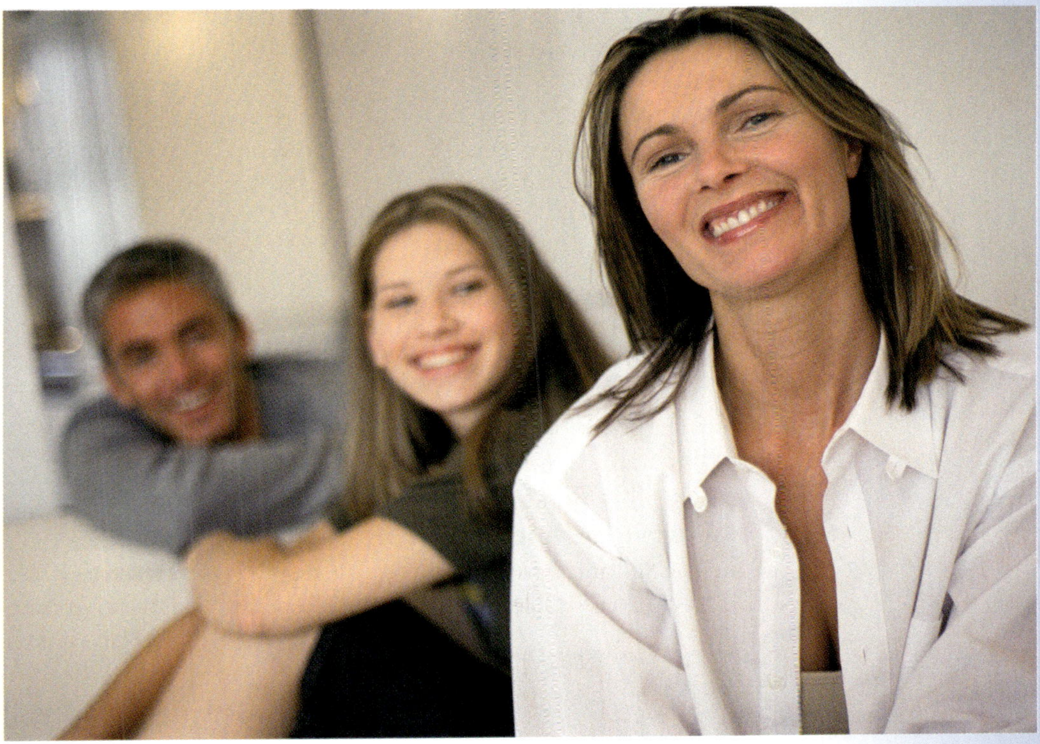

Mit einem Partner den Lebensweg gemeinsam gehen oder eine Familie gründen, für das Wohlergehen aller zu sorgen, Verantwortung zu übernehmen und die oft unterschiedlichen Charaktereigenschaften der einzelnen Familienmitglieder in Harmonie und Einklang bringen – das gelingt mit Liebe, Zuneigung, Vertrauen, Rücksichtnahme, Toleranz, Hilfsbereitschaft und Disziplin. Aber auch die kleinen Hilfen der Aromatherapie können ein wenig unterstützenden Einfluss auf das Gelingen dieses Zusammenlebens nehmen.

Harmonisches Zusammenleben

Das Leben zu zweit

- Die große Freude, sich gefunden zu haben! Blutorangen-, Grapefruit-, Sandelholz-Öl; Basis-Öl: Jojoba
- Wir schweben im 7. Himmel – Neroli-, Rosen-, Ylang-Ylang-Öl; Basis-Öl: Mandel
- Gibt es Anpassungsprobleme? Bergamott-, Rosenholz-, Patchouli-Öl; Basis-Öl: Sesam

Bald sind wir zu dritt

- Was erleichtert die Schwangerschaft? Kamillen-, Muskatellersalbei-, Rosen-Öl; Basis-Öl: Johanniskraut, Weizenkeim
- Was tun gegen Übelkeit und Schwangerschaftserbrechen? Dillkraut-, Lavendel-, Melissen-Öl; Basis Öl: Aloe vera
- Wie lindere ich meine Rückenschmerzen? Lavendel-Öl; Basis-Öl: Johanniskraut
- Was kann ich gegen geschwollene Füße während der Schwangerschaft tun? Geranium-, Orangen-, Petit-grain-Öl; Basis-Öl: Ringelblume
- Die Geburt naht! Lavendel-, Muskatellersalbei-, Nelken-, Rosen-, Verbena- oder Jasmin-Öl; Basis-Öl: Aprikosenkern
- Wir heißen unseren kleinen Liebling willkommen – Mandarinen-Öl

Nach der Geburt

- Das Stillen klappt nicht so recht, das Baby wird nicht satt: Dill-, Lemongras- und Fenchel-Öl; Basis-Öl: Ringelblume

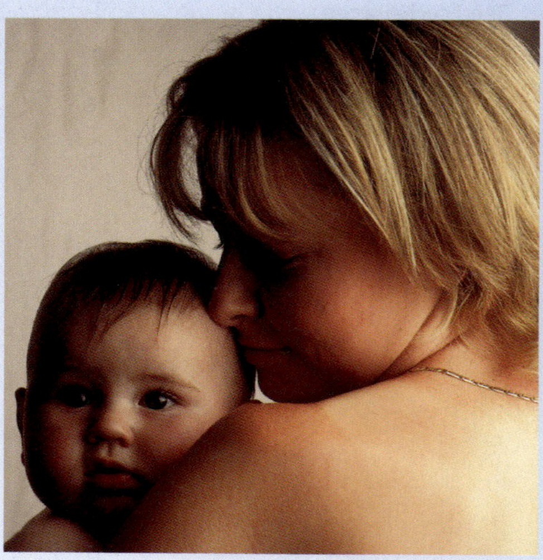

- Das fördert den Milchfluss: 1 Tropfen Fenchel-Öl in 1 Glas warmes Honigwasser träufeln und 2- bis 3-mal täglich schluckweise in kleinen Abständen trinken, jedoch nicht länger als 3–4 Wochen.
- Eine Wochenbettdepression überkommt die junge Mutter: Bergamotte-, Vetiver-, Jasmin-Öl; Basis-Öl: Johanniskraut, Kamille
- Was tun bei einer aufkommenden Frigidität? Jasmin-, Rosen- und Ylang-Ylang-Öl; Basis-Öl: Arnika, Sesam
- Was tun gegen Schwangerschaftsstreifen? Orangen-, Geranium-, Rosenholz-, Wacholder-, Zitronen-, Zypressen-Öl; Basis-Öl: Jojoba

Leben mit dem Baby

- Was erleichtert die Babypflege? Kamillen-Öl
- Das Kind schläft unruhig: Mandarinen-, Rosen-Öl; Basis-Öl: Kamille

- Was tun bei Bauchgrimmen? Kümmel-, Lavendel-Öl; Basis-Öl: Kamille.

  Tee: Fenchelsamen zerdrücken und in heißem Wasser ziehen lassen, abseihen und lauwarm trinken.

  Bei Bauchgrimmen auch die Verträglichkeit von Milch und anderen Nahrungsmitteln überprüfen!
- Bei Blähungen, Bauch- oder Nabelkoliken: 1 Tropfen Dill-Öl auf 10 ml Mandel-Öl

Das Kind wächst heran

- Das Kind hat Angst vor dem Alleinsein: Angelikawurzel-, Lavendel- und Neroli-Öl; Basis-Öl: Kamille
- Was hilft in der Trotzphase? Kamillen-, Mandarinen-Öl; Basis-Öl: Avocado
- Was tun wir gegen eine Erkältung? Eukalyptus-, Kamillen-, Lavendel-Öl (je 2–3 Tropfen im Raum verdunsten lassen); Basis-Öl: Avocado

  Diese Mischung im Wasserbad erwärmen; bei Schnupfen bzw. Ohrenschmerzen ein Wattestäbchen in die warme Mischung tauchen, den Nasenbereich bzw. den äußeren Gehörgang damit ausrollen. Bei Husten Brust und Rücken einreiben.
- Was tun bei Weinerlichkeit? Blutorangen-, Fenchel-, Salbei-, Thuja-Öl; Basis-Öl: Kamille
- Wir laden zum Kindergeburtstag ein! Wie halten wir die kleine Rasselbande im Zaum? Lavendel-, Mandarinen-, Neroli-Öl
- Was stimmt Kinder untereinander verträglich im Kindergarten, Klassenzimmer usw.? Mandarinen-, Neroli-Öl
- Wie konzentrieren wir uns beim Lernen? Basilikum-, Eukalyptus-, Litsea-cubeba-, Zitronen-Öl; Basis-Öl: Aloe vera

In der Familie

- Wie motiviere ich mein Kind für die Schule oder die Mithilfe im Haushalt, wie motiviere ich mich für den Beruf, den Sport und sonstige Vorhaben? Bergamott-, Verbena-, Zitronen-Öl; Basis-Öl: Arnika, Traubenkern
- Es gibt Meinungsverschiedenheiten – wie lenken wir ein? Anis,- Blutorangen-, Sandelholz-Öl; Basis-Öl: Johanniskraut, Kamille
- Kummer und Sorgen haben sich eingeschlichen, in schlaflosen Nächten nimmt das Grübeln kein Ende: Anis-, Baldrian-, Lavendel-, Naarden-, Orangen-Öl; Basis-Öl: Johanniskraut, Kamille
- Träume, die uns bewegen!
  Ängstliche, erschreckende: Kamillen-Öl
  Fantastische: Thymian-Öl
  Schwere, schlechte: Abies-, Anis-, Melissen-, Rosen-Öl
  Basis-Öl: Johanniskraut, Kamille
- Wir lösen unsere Konflikte! Cassia-Zimt-, Nelken-, Neroli-Öl; Basis-Öl: Kamille
- Wir tragen zur besseren Verständigung und Toleranz bei! Anis-, Rosenholz-, Ysop-, Zirbelkiefer-Öl; Basis-Öl: Kamille, Aprikosenkern
- Wir schöpfen Hoffnung und Zuversicht! Abies-, Bergamott-, Kardamom-, Myrten-Öl; Basis-Öl: Traubenkern
- Wir haben einen Grund zum Feiern! Blutorangen-, Litsea-cubeba-, Nelken-Öl

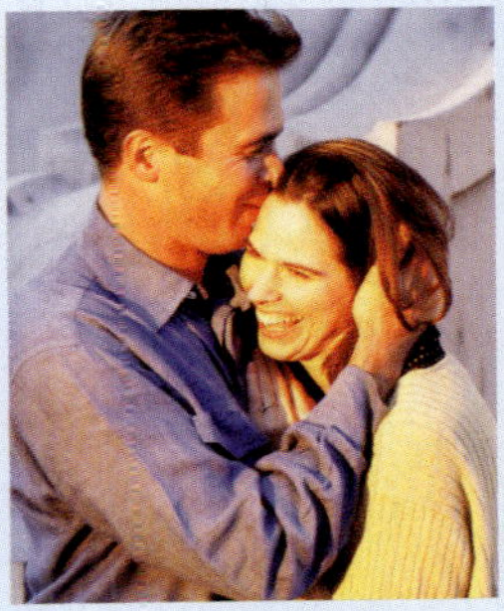

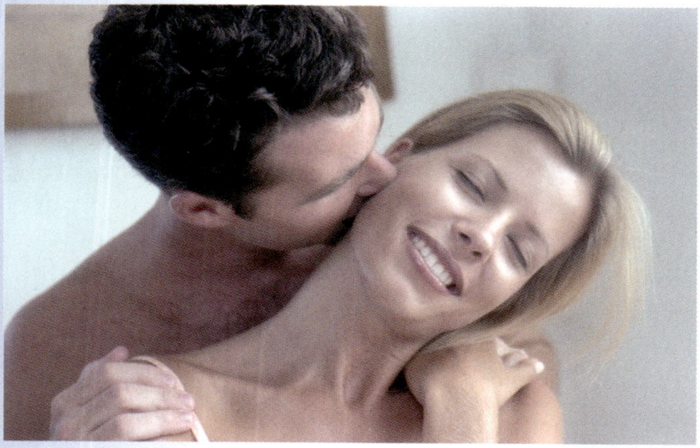

Romantik

Frisch – oder immer noch – verliebt? Was ist es, dass zwei Menschen sich voneinander angezogen fühlen? Ist es der Blickkontakt, das äußere Erscheinungsbild, die Art zu sprechen oder sich zu bewegen? Oder ist es der Duft dieses einen Wesens, der diese so überwältigende Anziehungskraft besitzt, der berauscht, die Sinne betört, den Verstand vernachlässigend zu höheren Sphären emporschwingen lässt?

Tipp

Nehmen Sie sich Zeit zu zweit – das ist auch in anstrengenden (Familien-)Zeiten Balsam für die Partnerschaft. Öle, die sich besonders gut für eine Partnermassage eignen, haben in der Liste ab Seite 22 folgendes Symbol: 

Düfte für die Augenblicke zu zweit

- Träumerei: Mandarine, Sandelholz, Jasmin
- Sehnsucht: Bergamotte, Neroli, schwarzem Pfeffer
- Glück: Blutorange, Rose, Ylang-Ylang
- Zärtlichkeit: Blutorange, Neroli, Rose
- Berührung: Orange, Sandelholz, Ylang-Ylang; Basis-Öl: Mandel
- Missverstehen: Grapefruit, Lavendel, Rosenholz
- Versöhnung: Blutorange, Kamille, Rose
- Abschied: Kamille, Mandarine, Nelke
- Trennung: Mandarine Melisse, Cassia-Zimt
- Wiedersehen: Kardamom, Litsea cubeba, Orange

Liebe geht durch den Magen …

Verführerisch und raffiniert präsentieren sich ätherische Öle auch in der Küche – und sind deshalb hervorragend geeignet für ein romantisches Candlelight-Dinner für Sie und Ihren Liebsten.

Setzen Sie bereits bei der Vorbereitung für das Essen zu zweit liebevolle Akzente: Der hübsch gedeckte Tisch, das romantische Kerzenlicht, der duftende Blumenschmuck, die zärtliche Musik …

Info

Alle Öle, die in der Liste ab Seite 22 dieses Symbol tragen, eignen sich auch zum Würzen von Speisen.

Candlelight-Dinner für zwei

- Der zärtliche Duft aus der Duftlampe von Neroli, Rose, Sandelholz
- Die Suppe abgeschmeckt mit Karotte und Koriander
- Der Salat gewürzt mit Zitrone und Pfeffer
- Der Fisch mariniert mit Limette und Dill
- Die Ente verfeinert mit Orange und Beifuß
- Kartoffeln, Reis und Gemüse gewürzt mit Kardamom und Pfeffer
- Das Dessert pikant abgeschmeckt mit Blutorange und Grapefruit
- Der Tee aromatisiert mit Bergamotte

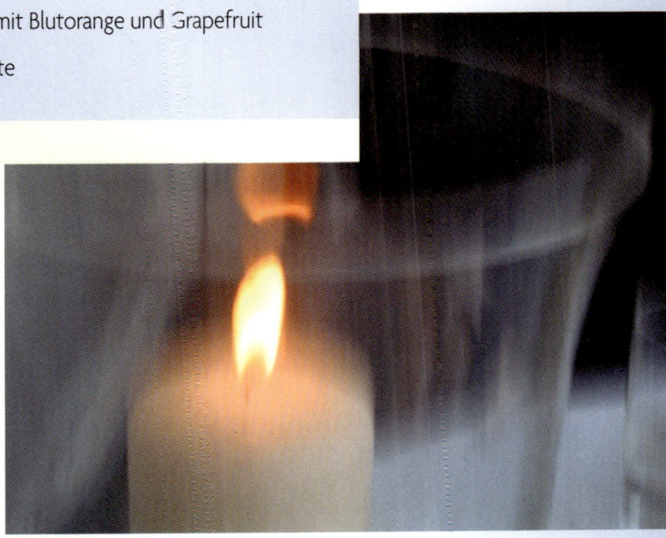

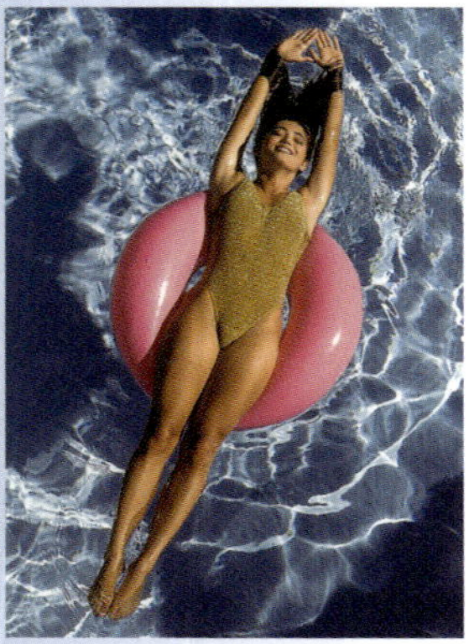

Urlaub und Freizeit

Wenn jemand eine Reise tut, so kann er was erzählen, drum nahm ich meinen Stock und Hut ... Allein die Vorfreude auf den Urlaub und das Verreisen mit allen Vorbereitungen ist schon ein kleines Abenteuer.

Kinder im Auto

Es ist ein Vergnügen, fröhliche, gut gelaunte Mitfahrer bei sich zu haben. Wie rasch kann es aber mit mehreren Personen auf engem Raum zu verbalen Reibereien kommen, Kinder sind oft gelangweilt und werden unruhig. Das kann das Fahrverhaltens beeinträchtigen.

Mein Duft

2 Tropfen Mandarinen-Öl

Eine angenehme Atmosphäre – beispielsweise durch 1–2 Tropfen Öl, das Sie auf ein Papiertaschentuch träufeln – verbessert die Stimmung und entspannt die kleinen Zappelgeister. Außerdem hilft es, die Kinder während einer längeren Fahrt mit Büchern oder Märchen-CDs bzw. -Kassetten zu unterhalten.

Konzentrationsprobleme bei Langstreckenfahrt

Wer längere Strecken im Auto zurücklegen muss, weiß wie anstrengend das hin und wieder sein kann. Irgendwann stellen sich Ermüdungsphasen ein, die Augenlider werden schwerer und lassen sich, trotz größter Anstrengung, nicht offen halten.

Mein Duft

3 Tropfen Zitronen-Öl und 1 Tropfen Rosmarin-Öl

So weit darf es nicht kommen! Bei Anzeichen von Ermüdung bitte den nächsten Rastplatz aufsuchen und sich auch mal einen Kurzschlaf im Auto gönnen; auch durch Bewegung an der frischen Luft tankt man wieder frischen Sauerstoff und kann erholt die Fahrt fortsetzen. Zur Erfrischung und um sich besser konzentrieren zu können, hilft es, ein Papiertaschentuch mit einigen Tropfen Öl zu beträufeln, ein paarmal daran riechen und das Taschentuch neben sich legen.

Reiseübelkeit

Diese unangenehme Krankheit kann im Auto, im Flugzeug, auf dem Schiff, im Zug und sogar auch in der Straßenbahn auftreten. Durch das Hin- und Herschwanken des Gefährts wird das Gleichgewichtsorgan im Innenohr gereizt. Die Folge davon sind Blässe, Schwindel, Schweißausbruch, Übelkeit, Erbrechen und Blutdrucksenkung. Wer unter dieser Krankheit leidet, sollte vor dem Besteigen eines Gefährts weder essen noch trinken, da man sich in der Regel des ganzen Mageninhalts entledigt ... Ein Trost ist, dass die Symptome nachlassen, sobald man wieder festen Boden unter den Füßen spürt. Säuglinge sind übrigens davon nicht betroffen, die Krankheit entwickelt sich erst im Kindesalter.

Bei bekannter Reiseübelkeit hilft es, wenn Sie zur Vorbeugung bereits einige Tage vor Reisebeginn mit Angelikawurzel-Öl inhalieren. Das hilft auch während der Reise: Einige Tropfen Angelikawurzel-Öl auf ein Papiertaschentuch träufeln und immer wieder daran riechen. Sehr hilfreich ist es auch, die rechts genannten Ölmischungen herzustellen und sich damit hinter beiden Ohren und auf dem Brustbein einzureiben.

Mein Duft

Zur Vorbeugung und während der Reise:
Angelikawurzel-Öl
(3 Tropfen)

Öl-Mischung 1:
3 Tropfen Angelikawurzel-Öl
2 Tropfen Lorbeer-Öl
2 Tropfen Melissen-Öl
in 10 ml Kamillen-Öl

Öl-Mischung 2:
Pfefferminz-Öl
Lavendel-Öl
in 10 ml Basis-Öl

Unterkunft

Schön, wenn Hotelzimmer und andere Unterkünfte einladend und behaglich sind. Mitunter sind jedoch Enttäuschungen durch mangelnde Hygiene, unangenehme Gerüche und dergleichen nicht zu vermeiden. Sofern es nicht die Alternative gibt, ein besseres Zimmer zu beziehen, sollte man sich den Aufenthalt so gefällig wie möglich gestalten. Speziell für den Urlaub gibt es kleine Reise-Duftsteine zu kaufen, auf die Sie dann zur Verbesserung der Raumluft ihr Lieblings-Öl träufeln können.

Bei Krabbeltieren auf dem Boden hilft es, einige Tropfen Pfefferminz-Öl um die Bettpfosten und auf den Fußboden träufeln.

Um lästige Insekten zu verjagen, können Sie noch daheim folgende Mischung vorbereiten und mitnehmen: je 20 Tropfen Lavendel-, Lemongras-, Eukalyptus- und Nelken-Öl; davon einige Topfen auf

Mein Duft

Gegen Ungeziefer:
Pfefferminz-Öl

Verjagt Insekten:
je 20 Tropfen Lavendel-, Lemongras-, Eukalyptus- und Nelken-Öl

Bei Insektenstichen:
Lavendel- bzw. Teebaum-Öl auftupfen

Papiertaschentücher verteilen und im Zimmer auslegen, besonders in Fenster- und Türnähe. Wenn die Plagegeister bereits am Werk waren, hilft es, den Stich mit Lavendel- bzw. Teebaum-Öl zu betupfen.

Mein Duft

Gegen stechende Insekten: Lavendel-, Nelken- und Teebaum-Öl in 100 ml Basis-Öl

Um stechende Insekten abzuhalten, empfiehlt sich folgende Mischung zum Einreiben: 10 Tropfen Lavendel-, 5 Tropfen Nelken- und 5 Tropfen Teebaum-Öl in 100 ml Basis-Öl (beispielsweise Jojoba-Öl).

Sonnenbad

Achtung: Ätherische Öle eignen sich grundsätzlich nicht zum Sonnenbaden, da sie Lichtflecken auf der Haut (= Fotosensibilisierung) verursachen können (siehe hierzu auch die Hinweise in der Liste ab Seite 22).

Intensive Sonnenbäder sollte man generell vermeiden, um ernsthafte Hautschädigungen auszuschließen. Jedoch ist trotz aller Vorsicht der Aufenthalt im Freien oder im Wasser beim Schwimmen nicht gänzlich ohne Sonneneinwirkung möglich.

Mein Duft

Nach dem Sonnenbad: Aloe-vera-Gel und Mandel-Öl

Bei Hautrötung Lavendel-Öl

Nach jeder Sonneneinstrahlung ist es empfehlenswert, die betroffenen Hautpartien zuerst vorsichtig mit Aloe-vera-Gel einzureiben und anschließend ein neutrales Mandel-Öl darüber zu streichen. Dieser erprobte Hautschutz verhindert Blasenbildung sowie eine Abschälung der Haut und die natürliche Bräune bleibt lange erhalten. Bei bereits sicht- und spürbarer Rötung die betroffenen Hautpartien mit Lavendel-Öl einreiben, das verschafft Linderung.

Wandern

Mein Duft

Gegen lästige Insekten: Lavendel-, Lemongras-, Nelken-, Rosmarin- und Teebaum-Öl in 100 ml Basis-Öl

Über Berg und Tal und zu jeder Zeit des Jahres die Schönheit der Natur genießen – mit der passenden Kleidung und den richtigen Schuhen ein Vergnügen. Um lästige Insekten zu vertreiben hilft es, die Haut mit der folgenden Mischung einzureiben: je 5 Tropfen Lavendel-, Lemongras-, Nelken-, Rosmarin- und Teebaum-Öl, gemischt mit 100 ml eines Basis-Öls (beispielsweise Makadamianuss-Öl).

Wie werden die strapazierten Füße nach dem Wandern wieder fit? Ein Fußbad mit je 5 Tropfen Fichtennadel-, Lavendel- und Kamillen-Öl hilft! Eine Fußmassage tut danach ihr Übriges: In 50 ml Arnika-Öl je 5 Tropfen Abies-, Grapefruit-, Piment- und Rosenholz-Öl mischen.

Mein Duft

Fußbad:
Fichtennadel-, Lavendel- und Kamillen-Öl

Fußmassage mit Abies-, Grapefruit-, Piment- und Rosenholz-Öl

Zeitverschiebung

Wenn nach Langstreckenflügen der Tag-und-Nacht-Rhythmus aus dem Lot geraten ist, dauert es meistens einige Zeit, den Körper wieder an Normalität zu gewöhnen. Stürzen Sie sich daher nicht gleich ins pralle Urlaubsleben, sondern gönnen Sie sich eine Umgewöhnungszeit und passen Sie Ihre Aktivitäten dem jeweiligen Befinden an. Damit die zeitliche Anpassung besser gelingt, empfehle ich folgende Bäder:

- Für das morgendliche Bad: 3 Tropfen Citronella-, 5 Tropfen Grapefruit-, 3 Tropfen Lemongras- und 5 Tropfen Rosmarin-Öl in Honig, Sahne oder Flüssigseife mischen und in das Wasser geben.
- Für das abendliche Bad: 3 Tropfen Cananga-, 8 Tropfen Lavendel-, 8 Tropfen Melissen- und 3 Tropfen Sandelholz-Öl in Honig, Sahne oder Flüssigseife mischen und das Wasser damit anreichern.

Mein Duft

Morgenbad:
Citronella-, Grapefruit-, Lemongras- und Rosmarin-Öl

Abendbad:
Cananga-, Lavendel-, Melissen- und Sandelholz-Öl

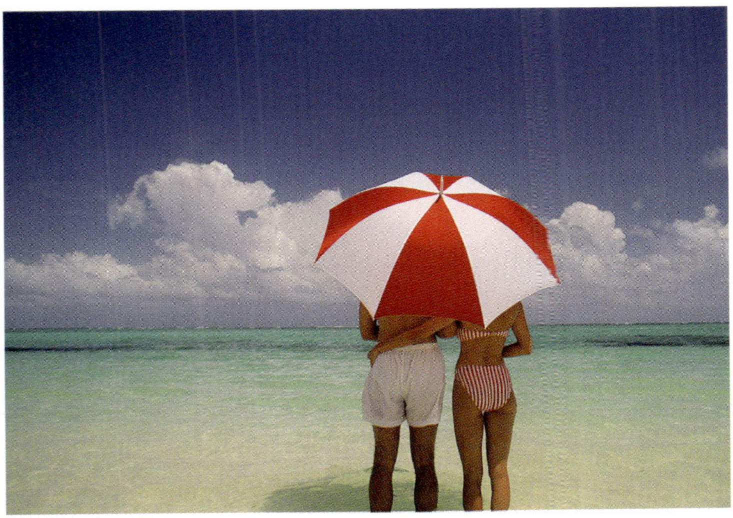

Tipp

Lassen Sie es nach einem längeren Flug erstmal ruhig angehen ...

Sport

Bewegung mit Maß und Ziel oder intensives Training und Leistungssport? In jedem Falle ist es wichtig, Muskeln, Sehnen und Gelenke geschmeidig und beweglich zu halten. Dafür gibt es erprobte Ratschläge und Empfehlungen.

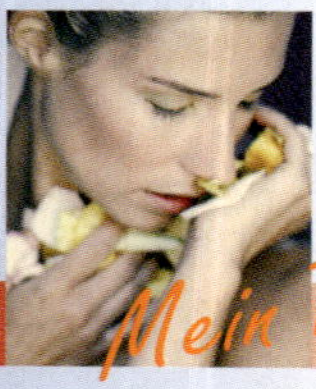

Mein Tipp

Arnika-Öl als Basis-Öl fördert die Durchblutung und wirkt so auch in tieferen Muskel- und Gewebeschichten.

Hilfen bei Sportverletzungen

Die Unebenheiten des Waldbodens, die Hindernisse auf dem Platz, der Zusammenprall mit dem Sportkollegen, das Ausrutschen auf glatter Fläche sowie der Sturz aus vollem Lauf – Unfallgefahren lauern überall: Quetschungen, Prellungen, Verstauchungen, Zerrungen, Hautabschürfungen und Blasen an den Füßen sind die Folge. Rasche Hilfe verkürzt hier den Heilungsprozess und verhindert Langzeitschäden.

Hervorragend bewährt bei allen Arten von Sportverletzungen hat sich eine Mischung aus je 4–5 Tropfen Grapefruit-, Kampfer-, Lavendel-, Thymian-, Verbena- und Ysop-Öl in 100 ml Basis-Öl, beispielsweise Arnika-Öl.

- Kalte Umschläge: Je 10 Tropfen dieser Mischung in 500 ml kaltes Wasser geben, das vorher entweder mit 2–3 Esslöffeln essigsauerer Tonerde oder mit 2–3 Esslöffeln Arnika-Tinktur versetzt wurde; eine Kompresse damit tränken und auflegen. Die Kompresse verbleibt 20–30 Minuten beziehungsweise so lange, bis es zu einer Erwärmung kommt.
- Einreibungen und Massagen: Je 5 Tropfen der oben genannten Mischung in 100 ml Arnika-Öl mischen.
- Salbenverband: Je 5 Topfen der oben genannten Mischung in 50 ml Arnika- bzw. Beinwell-Balsam mischen. Diese Salbe messerrückendick auf die Haut auftragen, mit einer Mullbinde abdecken und über Nacht anwenden. Bei Knochenverletzungen zusätzlich 10 Tropfen Elemi-Öl hinzufügen.

Info

Elemi-Öl ist das Öl für alle Arten von Knochenverletzungen.

Rund um den Sport

Aufwärmphase

Zu Beginn jeder sportliche Aktivität sollte zunächst eine Aufwärmphase stehen mit leichten Dehnübungen und moderatem Lauftempo. Eine Lockerungsmassage verhindert Schädigungen des Bindegewebes. Hierfür eignet sich besonders eine Mischung aus:

- Fichtennadel-, Limetten-, Myrten-, Wacholder- und Zypressen-Öl; Basis-Öl: Ringelblume

Training

Die Vorbereitung auf den Wettkampf individuell gestalten – dabei hilft die folgende Mischung:

- Basilikum-, Cajeput-, Litsea-cubeba-, Orangen- und Zirbelkiefer-Öl; Basis-Öl: Arnika, Mandel

Wettkampf

Auf den Punkt fit sein mit

- Abies-, Eukalyptus-, Rosenholz-, Rosmarin- und Zitronen-Öl; Basis-Öl: Arnika, Aloe vera

Erholung

Nach dem Kräfteverbrauch folgt die Erholung mit einem Entspannungsbad:

- je 10 Tropfen Lavendel- und Blutorangen-Öl in Honig, Sahne oder Flüssigseife mischen und dem eingelaufenen Wasser hinzufügen; Basis-Öl: Johanniskraut

Fußschweiß

- Die Schuhe mit ein paar Tropfen Citronella- und Salbei-Öl ausreiben und nach Möglichkeit öfter wechseln.
- Fußbad: je 3 Tropfen Lemongras-, Rosmarin-, Salbei-, Zirbelkiefer- und Zitronen-Öl in Flüssigseife mischen und dem Wasser hinzufügen.

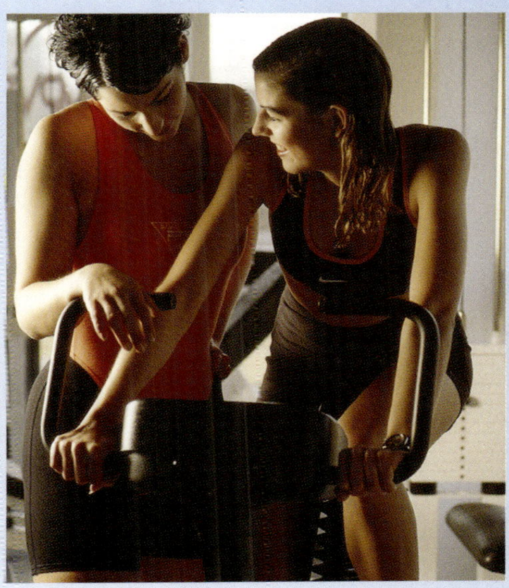

- Zum Einreiben: in 100 ml Avocado-Öl je 10 Tropfen Salbei- und Zitronen-Öl mischen.

Muskelkater

Zur Vorbeugung die Leistungsgrenze möglichst so anpassen, dass der Stoffwechsel ausgeglichen reagiert.

- Für ein Lockerungsbad je 10 Tropfen Lavendel-, Majoran- und Rosmarin-Öl in Honig- oder Flüssigseife einrühren und dem Badewasser hinzufügen.
- Zum Einreiben: in 100 ml Arnika-Öl je 5 Tropfen Rosmarin-, Wacholder-, Wintergrün-, Zitronen- und Zypressen-Öl mischen.

Nervosität und Motivation

Reicht meine Kondition aus, die Konkurrenz zu schlagen? Zweifel an der eigenen Stärke keimen auf, die das Selbstwertgefühl schwächen und womöglich den nötigen Schlaf verhindern. Es hilft:

- Bergamotte-, Lavendel- und Rosenholz-Öl; Basis-Öl: Jojoba, Johanniskraut

Info

Bei allen Arten von Verletzungen beschleunigen ätherische Öle den Heilungsprozess.

- Hautabschürfungen: Vorsichtig pures Lavendel-Öl auftragen, danach Aloe-vera-Gel verteilen.
- Wunden: Zum Auswaschen der Wunden 5 Tropfen Lavendel-Öl in einen Liter kaltes Wasser mischen und die Wunde damit reinigen. Zum Abdecken der Wunde 5 Tropfen Zitronen-Öl in einen Liter kaltes Wasser mischen, eine Kompresse eintauchen und die Wunde damit abdecken.
- Blasen: Pures Lavendel-Öl auftragen oder ein Pflaster mit Lavendel-Öl beträufeln und die Blasen damit abdecken.

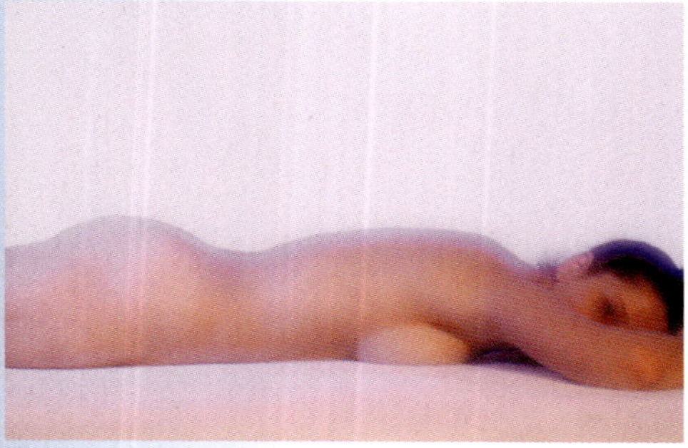

Sauna

Regelmäßiges Saunieren – übrigens auch ohne vorherigen Sport – stärkt die Abwehrkraft und vermindert die Infektanfälligkeit. Durch das Schwitzen befreit sich der Körper von Schlacken und die Haut wird rein und zart. Insbesondere nach dem Sport entspannt ein Saunagang die Muskulatur.

Ätherische Öle für Aufgüsse

- Nach dem Sport: Je 1–2 Tropfen Abies-, Eukalyptus-, Litsea-cubeba- und Zypressen-Öl zum Aufguss hinzufügen.

Info

Ätherische Öle niemals pur auf den heißen Stein gießen, da sie leicht entflammbar sind!

Aber auch andere ätherische Öle sind für Saunaaufgüsse geeignet. Ihre Auswahl erfolgt individuell, je nachdem, welche Wirkung man erzielen möchte:

- Zur Steigerung der Abwehrkräfte: Eukalyptus, Kamille, Teebaum
- aphrodisierend: Kardamom, Neroli, Ylang-Ylang
- beruhigend: Blutorange, Lavendel, Myrrhe
- entspannend: Mandarine, Palmarosa, Sandelholz
- regenerierend: Cajeput, Litsea cubeba, Zirbelkiefer

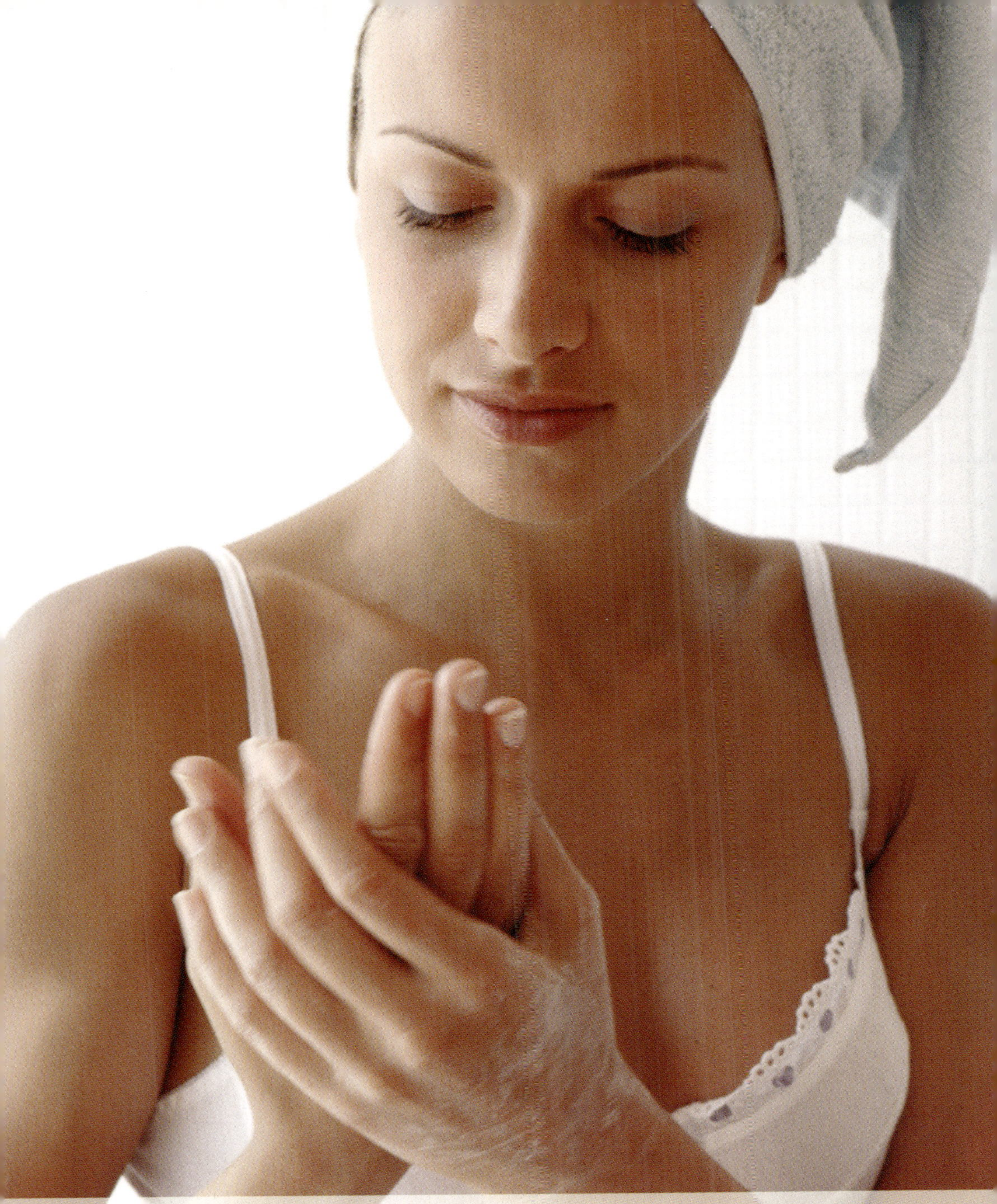

Öle von A–Z

Wirkung der Düfte

Info

Der Umgang mit ätherischen Ölen erfordert etwas Sorgfalt, damit man mit Freude und zum eigenen Wohl diese kleinen Kostbarkeiten genießen kann. Bitte beachten Sie deshalb auch die Hinweise.

In der folgenden Liste sind die wichtigsten ätherischen Öle stichwortartig zusammengefasst. Sie erfahren, welche Wirkungen sie auf die Psyche und den Körper haben, aus welchen Pflanzenteilen und mit welchen Verfahren die einzelnen Öle gewonnen werden. Die Öle wurden auch den Sternzeichen und Planeten (siehe folgende Seite) sowie den Elementen zugeordnet: Feuer (= Widder, Löwe, Schütze), Erde (= Stier, Jungfrau, Steinbock), Luft (= Zwilling, Waage, Wassermann) und Wasser (= Krebs, Skorpion, Fische). Je nach Schwingungsfrequenz der Öle werden außerdem unterschiedliche Ebenen angesprochen:

- Körperliche Ebene (= Basisnote): warme, schwere Düfte, die stabilisierend und tonisierend auf die Psyche wirken, die Raumluft reinigen und gut für die Lungen sind, wie Abies, Kiefer, Latschenkiefer.
- Geistige Ebene (= Kopfnote): schnell verflüchtigende Öle – meist Zitrusdüfte –, die aufhellend und erfrischend wirken und die Konzentration fördern, wie Blutorange, Bergamottte, Lemongras.
- Seelische Ebene (= Herznote): Blütendüfte, die bei seelischem Kummer lösend und harmonisierend wirken, Herz und Kreislauf stärken und die Haut pflegen, wie Geranie, Lavendel, Rose.

Wie Sie die Öle verwenden können, sehen Sie an folgenden Symbolen:

Raumluft

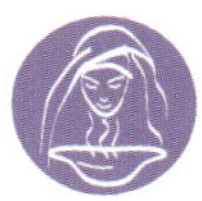
Bedampfung, Inhalieren, Saunieren, Mundhygiene

Bäder

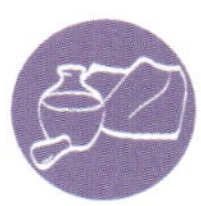
Kompressen, Wickel, Umschläge

Haut und Haare, Einreibungen, Massagen

Küche

Partnermassage

Sternzeichen, Planeten und ihre Öle

Sternzeichen

Welcher Duft passt zu welchem Sternzeichen?

Widder: Impulsiv, reizbar, energisch, starker Wille und Durchsetzungsvermögen; Duft: feurig, kräftig, würzig wie Cajeput, Eukalyptus, Ingwer, Kampfer, Korinader

Stier: Materiell, besitzergreifend, praktisch, gutmütig, bodenständig; Duft: schwer, erdig, betörend wie Fenchel, Patchouli, Sandelholz, Vetiver, Ylang-Ylang

Zwilling: Optimistisch, wissbegierig, flexibel, kreativ, teils unentschlossen; Duft: leicht, heiter, frisch, wohl tuend wie Bergamotte, Citronella, Grapefruit, Lemongras, Litsea cubeba, Zitrone

Krebs: Häuslich, behütend, emotionell, ehrgeizig, leicht verletzbar; Duft: sanft, anschmiegsam, einhüllend wie Cassia-Zimt, Geranie, Kamille, Neroli

Löwe: Dominant, ehrgeizig, strebsam, großzügig; Duft: kräftig, intensiv, feurig wie Cassia-Zimt, Ingwer, Kampfer, Nelke, Neroli, Orange, Thymian

Jungfrau: Kritisch, nüchtern, präzise, ängstlich, gute Beobachtungsgabe; Duft: klar, dezent, rein, unaufdringlich wie Abies, Fichte, Kamille, Lavendel, Rosenholz, Ysop

Waage: Diplomatisch, ausgleichend, will es jedem recht machen; Duft: ausgewogen, harmonisierend, anpassungsfähig wie Anis, Lavendel, Melisse

Skorpion: Eifersüchtig, misstrauisch, leidenschaftlich, opferbereit, selbstkritisch; Duft: geheimnisvoll, leidenschaftlich, unergründlich wie Angelikawurzel, Basilikum, Ylang-Ylang

Schütze: Freiheitsliebend, abenteuerlustig, rastlos, temperamentvoll, tolerant; Duft: sonnig, warm wie Bay, Cassia-Zimt, Dill, Kardamom

Steinbock: Ausdauernd, zäh, kritisierend, melancholisch; Duft: holzig, herb, erdig, nüchtern wie Majoran, Wacholder, Weihrauch, Zirbelkiefer, Zypresse

Wassermann: Freiheitsliebend, eigenwillig, revolutionär, selbstlos, idealistisch; Duft: zwanglos, belebend, eigenwillig wie Eukalyptus, Lemongras, Minze, Verbena

Fische: Träumerisch, mystisch, künstlerisch, unrealistisch, mitfühlend, hilfsbereit; Duft: anschmiegsam, samtig, weich wie Melisse, Muskatellersalbei, Palmarosa, Rose

Sonne und Planeten

Der Sonne und den Planeten werden die ätherischen Öle ähnlich wie bei den Sternzeichen zugeordnet.

Sonne: Symbol für Leben, schöpferische Kraft, Energie; Duft: kräftig, warm, strahlend, trocken wie Bergamotte, Cassia-Zimt, Ingwer, Muskatnuss, Nelke, Neroli, Orange, Thymian

Mond: Symbol für Seele und Gefühl, Unterbewusstsein, Träume; Duft: lieblich, anschmiegsam, sanft gefühlsbetont wie Geranie, Melisse, Neroli

Venus: Sinnlichkeit, Kunst, Genuss, Ästhetik, Harmonie; Duft: geheimnisvoll, aphrodisierend, sinnlich, schwer wie Cananga Patchouli, Ylang-Ylang

Mars: Tatkraft, Kampfgeist, Wille, Aggression, Gewalt; Duft: intensiv, scharf, stechend wie Basilikum, Cajeput, Eukalyptus, Ingwer, Koriander, Pfeffer, Rosmarin, Thymian, Wacholder

Merkur: Symbol für Verstand, Intellekt, Schrift, Sprache, Kommunikation; Duft: rein, klar anpassungsfähig wie Abies, Bergamotte, Citronella, Fichte, Grapefruit, Kamille, Latschenkiefer, Lavendel, Limette, Myrrhe, Myrte, Rosenholz, Zeder

Jupiter: Weisheit, Ehre, Wohlwollen, Religion, Gesetz, Expansion; Duft: großzügig, strahlend, optimistisch wie Bay, Dill, Kardamom, Melisse, Rose

Saturn: Hindernisse, Einengung, Einsamkeit, Fasten, Meditation; Duft: holzig, streng wie Majoran, Wacholder, Weihrauch, Zirbelkiefer, Zypresse

Uranus: Symbol für Umbruch, Veränderung, Verlassen der Norm; Duft: frisch, spritzig, eigenwillig wie Eukalyptus, Krauseminze, Lemongras

Pluto: Symbol für Macht, Gewalt, Zwang; Duft: scharf, stechend wie Kampfer, Koriander, Pfeffer, Thymian

Neptun: Symbol für Zersetzung, Sucht, Täuschung, Illusion; Duft: zerfließend, auflösend, euphorisch wie Muskatellersalbei, Palmarosa

Ätherische Öle

Öl	Eigenschaften, **Hinweise**
Abies	Frisch-würziger Tannenduft. Verleiht Mut, Selbstvertrauen und Zuversicht. Günstige Wirkung auf die Atmungsorgane bei Allergien und Infekten, wirksam bei Herzbeschwerden, Schwindel, Muskel- und Gelenkproblemen sowie Störungen im Magen-Darm-Bereich.
Amyris	Balsamisch-weicher Duft. Fördert spirituelle Weitsicht, Entspannung und Harmonie. Entzündungshemmend und desinfizierend bei Hautproblemen sowie bei Infekten; krampflösend, entspannend und erotisierend.
Angelika	Bitter-süßer, aromatischer Duft. Stabilisiert das seelische Gleichgewicht, vermittelt Mut und Selbstvertrauen. Magenstärkend, krampflösend bei Übelkeit und der Reisekrankheit, fördert die Blutbildung, lindert Infekte, Neuralgien und Muskelbeschwerden. Nicht zum Sonnenbaden!
Anis, Sternanis	Intensiver, süß-würziger Duft. Fördert Anpassungsfähigkeit, Diplomatie und Toleranz. Hilft bei Schlaflosigkeit, schweren Träumen und Schwindelanfällen sowie bei Infekten und Verdauungsproblemen. Nicht innerlich! Nicht zum Sonnenbaden!
Baldrian	Aromatischer, leicht bitterer Duft. Wirkt kräftigend, vermittelt Ruhe und Gelassenheit. Lindert nervöse Beschwerden und Verspannungen.
Basilikum	Kräftig-würziger Duft. Fördert Gedächtnis, Intelligenz und Diplomatie. Lindert Infekte, Blähungen und Insektenstiche. Nicht für Epileptiker! Nicht in der Schwangerschaft!
Bay	Warm-würziger, nelkenähnlicher Duft. Stimmt hoffnungsvoll und optimistisch. Bewährt bei Haarproblemen wie Haarausfall und brüchigen Haaren; steigert die Abwehr.
Beifuß	Aromatisch weicher Duft. Vermindert Schwindel und Gedächtnisschwäche, fördert friedfertige Ruhe und Harmonie. Krampflösende Wirkung bei Glieder- und Verdauungsproblemen. Nicht in der Schwangerschaft!
Bergamotte	Lieblicher, fein-fruchtiger Duft. Begünstigt Heiterkeit, Zuversicht und Optimismus. Wirkt desodorierend, straffend, entschlackend für Haut und Gewebe; steigert die Abwehr. Nicht zum Sonnenbaden!
Blutorange	Frischer, fein-fruchtiger Duf. Schenkt Heiterkeit, Zuversicht und Selbstvertrauen. Fördert sanft die Durchblutung, strafft die Haut, wirkt regenerierend und desodorierend; unterstützt Herz und Kreislauf. Nicht zum Sonnenbaden!

Botanischer Name, Pflanzenfamilie	Gewinnung; Pflanzenteile	Astrologie	Verwendung						
			1	2	3	4	5	6	7
Picea glauca, P. mariana (Pinaceae)	WD; Nadeln, Zweigspitzen	Jungfrau; Merkur; Erde/Feuer; Basisnote	✽	✽	✽		✽	✽	
Amyris balsamifera (Santalaceae, Leguminosae)	WD; zerkleinerte Teile des westind. Sandelholzes	Stier; Venus; Erde/ Feuer; Basisnote	✽	✽	✽	✽	✽	✽	
Angelica archangelica (Umbelliferae)	WD; Wurzeln	Skorpion; Mars Erde/Feuer; Basisnote	✽	✽	✽		✽	✽	
Pimpinella anisum (Umbelliferae, Magnoliaceae)	WD; reife, getrocknete Samen	Waage; Venus; Feuer/Wasser; Herznote	✽		✽		✽	✽	
Valeriana officinalis (Valerianaceae)	WD; getrocknete Baldrianwurzeln	Jungfrau; Merkur; Erde; Basisnote	✽	✽	✽		✽	✽	
Ocinum basilicum (Labiatae)	WD; blühende Spitzen des Krauts	Skorpion; Mars; Feuer/Erde; Basisnote	✽	✽	✽		✽	✽	
Pimenta acris (Myrtaceae)	WD; aus Blättern und Früchten	Schütze; Jupiter; Erde/Feuer; Basisnote	✽	✽	✽			✽	
Artemisia vulgaris (Compositae)	WD; frisches Kraut	Skorpion; Mars; Erde; Basisnote	✽	✽	✽		✽	✽	
Citrus aurantium bargamia (Rutacae)	KP; frische grüne Fruchtschalen	Zwilling; Merkur/ Sonne; Luft/Feuer Kopfnote	✽	✽	✽		✽	✽	✽
Citrus senensis mori (Rutaceae)	KP; frische Fruchtschalen	Löwe; Sonne; Luft/ Feuer; Kopfnote	✽	✽	✽		✽	✽	✽

WD = Wasserdampfdestillation, KP = Kaltpressung

Öl	Eigenschaften, Hinweise
Cajeput	Kräftiger, aromatischer Duft. Stärkt Entschlusskraft und Selbstvertrauen, zeigt realisierbare Zukunftsperspektiven. Entzündungshemmende Eigenschaften helfen bei Hautunreinheiten, Infekten, Muskel- und Gelenkproblemen sowie Insektenstichen.
Cananga	Süß-herber, blumiger Duft. Legt einen sanften Schleier über unbewältigte Vergangenheitskonflikte, lässt den Blick zu neuen Horizonten schweifen und stimmt versöhnlich. Stimuliert und aphrodisiert das schlummernde Gefühlsleben. Seine regenerierenden Eigenschaften dienen speziell der reifen Haut. Nicht innerlich einnehmen! Nicht für Kinder!
Cassia-Zimt	Weicher, warm-würziger Zimtduft. Löst seelische Blockaden, durchflutet Körper und Geist, fördert Kreativität und Fantasie. Seine wärmende und erotisierende Eigenschaft wird bei Impotenz und Gefühlskälte geschätzt. Unterstützt die Blutbildung, stillt den Blutfluss und steigert die Abwehr, stärkt Magen und Darm und hilft bei Insektenstichen. Aufgrund seiner durchblutungsfördernden Eigenschaft kann es zu Hautreizungen kommen. Nicht für Kinder geeignet! Nicht pur anwenden!
Citronella	Kräftiger, herb-säuerlicher Duft. Fördert die Konzentration, regt Kreativität und Unternehmungsgeist an. Belebende, desodorierende, schweißhemmende und antiseptische Wirkung auf die Haut; steigert die Abwehr; lindernd bei Insektenstichen. Nicht zum Sonnenbaden!
Dill	Kräftiger, würziger Duft.Sorgt für Entspannung, Ruhe und Harmonie. Beruhigt Schluckauf, Erbrechen – auch in der Schwangerschaft – und begünstigt die Milchbildung beim Stillen. Schleimlösend bei Infekten.
Elemi	Aromatischer, balsamisch-herber Duft. Besänftigend bei Ruhe- und Rastlosigkeit, lädt zum Meditieren ein. Hautfreundliche Eigenschaften; hilft bei Wunden und Knochenverletzungen.
Eukalyptus	Intensiver, frischer Duft. Fördert Konzentration, geistige Tätigkeit und Arbeitslust. Wirkt antiseptisch bei unreiner Haut und Kopfschuppen sowie bei Infekten – besonders der Schleimhäute – und lindert Kopfschmerzen und Neuralgien.
Fenchel	Lieblich-süßer, anisähnlicher Duft. Vermittelt Wärme, Geborgenheit, Mut und Zuversicht sowie Fürsorge für andere. Strafft die Haut, wirkt regenerierend und feuchtigkeitsregulierend; krampflösend, steigert die Abwehr bei Infekten und löst Schleim; verbessert die Sehkraft bei Augenschwäche. Nicht für Kinder unter 6 Jahren geeignet! Nicht zum Sonnenbaden! Nicht für Epileptiker! Sehr sparsam dosieren.

Botanischer Name, Pflanzenfamilie	Gewinnung; Pflanzenteile	Astrologie	Verwendung						
Melaleuka leukadendron (Myrtaceae)	WD; frische Blätter und Zweigspitzen	Widder; Mars; Luft/Feuer; Kopfnote	❀	❀	❀		❀	❀	
Cananga odorata (Magnoliaceae, Anonaceae)	WD; frische Blüten	Stier/Skorpion; Venus; Wasser/Erde; Herznote	❀	❀	❀	❀	❀	❀	
Cinnamomum Cassia (Lauraceae)	WD; Blüten, Blätter und Rinde	Krebs/Löwe/Schütze; Sonne; Feuer/Erde; Herznote	❀		❀	❀			❀
Cymbopogon nardus (Gramineae)	WD; Citronellgras	Zwilling; Merkur; Luft; Kopfnote	❀	❀	❀		❀	❀	❀
Anethum graveolens (Umbelliferae)	WD; frisches Kraut	Schütze; Jupiter; Luft/Feuer; Kopf-/Herznote	❀	❀	❀		❀	❀	❀
Canarium luzonicum (Rutaceae)	RE/WD; Harz aus der Baumrinde	Jungfrau; Merkur; Luft/Wasser; Basisnote	❀	❀	❀		❀	❀	
Eucalyptus globulus (Myrtaceae)	WD; Blätter	Widder/Wassermann; Mars/Uranus; Luft/Feuer; Kopfnote	❀	❀	❀		❀	❀	
Foeniculum vulgare (Umbelliferae)	WD; Samen	Stier; Venus; Erde/Feuer; Herznote	❀	❀	❀		❀	❀	

WD = Wasserdampfdestillation, RE = Resinoide (Auszug)

Öl	Eigenschaften, Hinweise
Geranium	Rosen- und zitrusartiger Duft. Verbessert Ausdauer und Standfestigkeit sowie die Kommunikation bei Verhandlungen, Vorstellungsgesprächen und anderen Terminen. Von den straffenden Eigenschaften profitiert die müde, trockene und behandlungsbedürftige Haut mit Falten, Cellulite und Narben, die desinfizierende Wirkung bewährt sich bei Wunden und Ekzemen. Schmerzlindernd, krampflösend, blutstillend; hilfreich bei Verbrennungen, Muskelschmerzen und Neuralgien. Nicht innerlich einnehmen!
Grapefruit	Zarter, süß-herber Duft. Sorgt für geistige und körperliche Frische, Ausgeglichenheit und Harmonie. Besitzt hautstraffende und regenerierende Eigenschaften und wird bei Faltenbildung und Hautunreinheiten verwendet. Regt den Lymphfluss an und wird bei Cellulite sowie sportlichen Belastungen, Muskelkater sowie zur Stärkung des Bindegewebes verwendet. Nicht zum Sonnenbaden!
Ingwer	Würzig-aromatischer Duft. Weckt die Lebensgeister, verleiht Wärme und Energie, beflügelt die Inspiration. Wirkt stärkend bei Magen-, Darm- sowie Genitalbeschwerden, hilft bei Heiserkeit und Kratzen im Hals sowie bei Grauem Star und Skorbut.
Jasmin	Blumiger, tiefschwingender Duft. Vermittelt Herzlichkeit, Freude, Harmonie, Zärtlichkeit, Optimismus und weckt Verständnis und Fürsorge für andere; baut Stress ab, nimmt Ängstlichkeit und Zaghaftigkeit und wirkt beruhigend bei nervöser Überforderung; antidepressiv; stimuliert die erotischen Gefühle, ist aphrodisierend und harmonisiert die partnerschaftliche Beziehung. Pflegend und regenerierend bei Hautproblemen; krampflösend bei Verspannungen, Muskel- und Gelenkbeschwerden; hilfreich bei der Geburtsvorbereitung. Nicht innerlich einnehmen!
Kamille	Weicher, warmer, blumiger Duft. Beruhigt weinende Kinder und überreizte Nerven, schenkt Gelassenheit, Harmonie und verbreitet eine friedliche Atmosphäre. Wirkt glättend und beruhigend auf empfindliche und irritierte Haut; entzündungshemmend, fiebersenkend, krampflösend, schmerzstillend und heilend bei Infekten, Zahnungsbeschwerden, Magen-Darm-Störungen, Wunden und Hautverletzungen.
Kampfer	Kräftiger, würziger Duft. Belebt und kräftigt bei Schwächezuständen, stabilisiert die innere Verfassung. Wirkt anregend und aktivierend bei müder und gestresster Haut; bewährt bei Blässe, kaltem Schweiß, Ohnmachtsneigung, Krämpfen und Neuralgien. Nicht innerlich einnehmen! Nicht für Kinder geeignet! Nicht für Epileptiker! Nicht in der Schwangerschaft!

Botanischer Name, Pflanzenfamilie	Gewinnung; Pflanzenteile	Astrologie	Verwendung						
Perlagonium graveolens, P. odorantissimum (Geraniaceae)	WD; frische Blätter und Grünteile	Krebs; Mond; Wasser/Erde; Herznote	✿	✿	✿		✿	✿	
Citrus paradiso (Rutaceae)	KP; frische Schalen	Zwilling; Merkur; Luft; Kopfnote	✿	✿	✿		✿	✿	✿
Zingiber officinale (Zingiberaceae)	WD; Wurzeln	Widder/Löwe; Mars/Sonn; Feuer; Basisnote	✿	✿	✿		✿	✿	✿
Jasminum officinale, J. grandiflorum, Gelsemium sempervirens (Oleaceae)	Absolue; Blüten	Löwe/Widder; Venus; Feuer/Erde; Herznote	✿	✿	✿	✿	✿	✿	
Matricaria chamomilla, M. recutica, M. discoidea, Chamaemelum nobile (Compositae)	WD; frische Blüten	Jungfrau/Krebs; Merkur/Mond; Wasser/Feuer; Herznote	✿	✿	✿		✿	✿	
Cinnamomum camphora (Lauraceae)	WD; frisches Holz	Widder/Löwe; Mars/Pluto; Feuer/Luft; Kopfnote	✿		✿		✿	✿	

WD = Wasserdampfdestillation, KP = Kaltpressung

Öl	Eigenschaften, Hinweise
Kardamom	Süß-würziger, warmer Duft. Kräftigt bei psychischer Labilität, vermittelt Zuversicht und Selbstvertrauen. Wirkt desinfizierend bei Hautproblemen, grippalen Infekten, stärkt den Magen-Darm-Bereich; man sagt ihm eine sexuell stimulierende Wirkung nach.
Karotte	Würziger, warmer Duft. Reduziert Stress und Hektik, fördert innere Stabilität und Sicherheit, festigt das Selbstbewusstsein. Wirkt straffend und revitalisierend bei müder Haut, geplatzten Äderchen (Couperose, Besenreiser), Hautproblemen, Verbrennungen und Wunden; aktiviert den Lymphfluss und verbessert die Blutbildung. Nicht zum Sonnenbaden!
Kiefer	Frisch-würziger, tannenähnlicher Duft. Vermittelt Ausdauer, Kraft, Mut und Zuversicht, stärkt die geistigen Fähigkeiten und verleiht Zufriedenheit. Reinigend und klärend, stärkt das Immunsystem bei Infekten; aufbauend und unterstützend bei degenerativen sowie akuten Muskel- und Gelenkproblemen.
Koriander	Blumiger, lieblicher Duft. Inspirierend, unterstützt das Denkvermögen und hat den Ruf einer aphrodisierenden Wirkung. Wirkt erleichternd bei Nerven-, Muskel- und Gelenkproblemen sowie bei Infekten und Verdauungsbeschwerden.
Kümmel, Kreuzkümmel	Warmer, würziger Duft. Hilft, unbewältigte Eindrücke zu verarbeiten, schenkt Zuversicht, Wärme und Selbstvertauen. Wirkt bei nervösen Beschwerden, Herzflattern und Schwindelanfällen; krampflösend bei Verdauungsproblemen und Koliken, lindernd bei Kopf- und Zahnschmerzen. Außerdem wird ihm eine aphrodisierende Wirkung nachgesagt. Kreuzkümmel wird erfolgreich gegen Cellulite eingesetzt. Nicht in der Schwangerschaft! Nicht für Kinder geeignet (Kreuzkümmel)!
Latschenkiefer	Würziger, schwerer Duft. Verleiht Bodenständigkeit, Mut, Ausdauer und realitätsbezogene Ansichten zu Problemlösungen. Wirkt erleichternd bei Atembeschwerden und Infekten; verbessert die Gewebedurchblutung und lindert Muskel- und Gelenkprobleme, Neuralgien, Migräne, Schulter- und Nackensteife. Nicht innerlich einnehmen!
Lavendel	Frisch-blumiger, lieblicher Duft. Vermindert emotionale Überregung, lindert seelischen Schmerz, sorgt für erholsamen Schlaf und stärkt die Entschlusskraft; kräftigend und beruhigend bei Nervenbelastungen; entzündungshemmend bei Hautproblemen, Hautunreinheiten, Verletzungen und Schnittwunden, lindernd bei Hautirritationen, Sonnenbrand und Verbrennungen; lindert den Schmerz und löst Krämpfe bei Magen-Darm-Störungen, Migräne, Kopf-, Gelenk-, Muskel- und Nervenschmerzen; steigert die Abwehr bei Infekten; antiseptisch bei Insektenstichen und Schlangenbissen; im Haushalt gegen Motten und Ungezieferbefall.

Botanischer Name, Pflanzenfamilie	Gewinnung; Pflanzenteile	Astrologie	Verwendung						
Elettaria cardamomum (Zingiberaceae)	WD; Früchte	Stier/Schütze; Venus/Jupiter; Erde; Basisnote	✿	✿	✿	✿	✿	✿	✿
Daucus carota (Umbelliferae)	WD; Samen	Stier; Venus; Erde/Wasser; Basisnote	✿	✿	✿		✿	✿	✿
Pinus sylvestris (Coniferae)	WD; Nadeln	Jungfrau; Merkur; Erde; Kopfnote	✿	✿	✿		✿	✿	
Coriandrum sativum (Umbelliferae)	WD; ausgereifte, getrocknete und pulverisierte Früchte	Widder; Mars/Pluto; Erde/Feuer; Basis-/Herznote	✿	✿	✿	✿	✿	✿	✿
Carum carvi, Cuminus cyminum (Umbelliferae)	WD; reife Früchte	Widder; Mars; Erde/Feuer; Basisnote	✿		✿	✿		✿	
Pinus pumilio, Pinus mugo (Pinaceae)	WD; frische Nadeln	Jungfrau; Merkur; Erde/Luft; Basisnote	✿	✿	✿		✿	✿	
Lavandula officinalis (Labiatae, Lauraceae)	WD; Blüten und Kraut	Jungfrau/Waage; Merkur; Luft; Herznote	✿	✿	✿		✿	✿	✿

WD = Wasserdampfdestillation

Öl	Eigenschaften, Hinweise
Lemongras	Kräftiger, zitronenartiger Duft. Fördert Konzentration, Optimismus, Unternehmungslust, Kreativität und erfrischt Körper und Geist. Wirkt straffend und belebend bei müder Haut, desinfizierend bei Hautunreinheiten, desodorierend bei Körpergeruch und Fußschweiß; entschlackend bei Lymphstau und Cellulite sowie entzündungshemmend bei Infekten.
Limette	Fein-fruchtiger, dezenter Duft. Steigert Konzentrationsfähigkeit, Fantasie und Arbeitslust, stimmt freundlich und tolerant sowie leicht erotisierend. Pflegt und strafft die Haut, desinfiziert bei Hautunreinheiten und Wunden; entschlackend bei Lymphstau und Cellulite, entzündungshemmend bei Infekten; fördert die Blutbildung, lindert Verdauungsprobleme und regt den Appetit an. Nicht zum Sonnenbaden!
Litsea cubeba	Blumig-frischer, zitronenartiger Duft. Erfrischt Geist und Gemüt, fördert Konzentration, Heiterkeit, Zuversicht und ordnet zerstreute Gedanken; kräftigend bei Mattigkeit und körperlicher Schwäche. Hautstraffend und belebend, desinfizierend bei Hautunreinheiten, desodorierend bei Körpergeruch und Fußschweiß; lindert Verdauungsbeschwerden sowie Muskel- und Gelenkprobleme. Nicht zum Sonnenbaden!
Lorbeer	Aromatischer, weich-würziger Duft. Kräftigt den Allgemeinzustand, vermindert Ohnmachtsneigung und Schwindel sowie Atemnot mit Sauerstoffmangel; baut Selbstvertrauen auf. Antiseptisch und desinfizierend bei Hautproblemen, Wunden und Infekten; positive Wirkungen bei Verkrampfungen, Koliken, Störungen im Magen-Darm-Bereich, Muskelverspannungen, Gelenksteife, Knötchen an den Fingergelenkenn, Haarausfall sowie in der Tierbehandlung. Nicht mit Metall in Berührung bringen.
Macisblüte, Muskatblüte	Warmer, würzig-weicher Duft. Schenkt innere Wärme und Zuversicht, mobilisiert Kraftreserven, beruhigt überlastete Nerven. Fördert die Durchblutung, spendet Energie und Widerstandskraft bei Ohnmachtsneigung, lindert Nasenbluten, Infekte und Verdauungsprobleme; fördert den Genesungsprozess nach kräftezehrenden Krankheiten. Nicht in der Schwangerschaft! Sehr sparsam verwenden.
Majoran	Kräftiger, warm-würziger Duft. Stärkt Selbstbewusstsein sowie Optimismus und liefert Energie für künftige Aufgaben. Wirkt antiseptisch und entzündungshemmend bei Hautproblemen, Infekten und Problemen der Mundschleimhaut; lindert Magen-Darm-Störungen, Gelenk- und Muskelbeschwerden sowie Schmerzen, beispielsweise Zahnschmerzen; senkt den Blutdruck. Nicht für Kinder geeignet! Nicht in der Schwangerschaft! Bei älteren Menschen hat Majoran-Öl eine bessere Wirkung.

Botanischer Name, Pflanzenfamilie	Gewinnung; Pflanzenteile	Astrologie	Verwendung						
Cymbopogon citratus, C. flexuosus (Gramineae)	WD, frisches Kraut	Wassermann/Zwilling; Uranus; Luft/Feuer; Kopfnote	✿	✿	✿		✿	✿	✿
Citrus medica, C. limetta, C. aurantifolia (Rutaceae)	KP; frische Schalen	Zwilling; Saturn; Luft/Erde; Kopfnote	✿	✿	✿	✿	✿	✿	✿
Litsea cubeba (Lauraceae)	WD; Früchte	Zwilling; Merkur; Luft; Kopfnote	✿	✿	✿		✿	✿	
Laurus nobilis (Lauraceae)	WD; Blätter und Früchte	Schütze; Mars; Erde; Basisnote	✿	✿	✿		✿	✿	✿
Flores macidis (Myristicaceae)	WD; Blüten	Löwe; Sonne; Feuer/Erde; Basisnote	✿		✿		✿	✿	
Origanum majorana (Labiatae)	WD; blühendes Kraut	Jungfrau/Steinbock; Saturn; Feuer/Luft; Basisnote	✿	✿	✿		✿	✿	

WD = Wasserdampfdestillation, KP = Kaltpressung

Öl	Eigenschaften, Hinweise
Mandarine	Lieblich-fruchtiger Duft. Verbreitet Optimismus, Heiterkeit, Inspiration und es ist das bevorzugte Öl für das ungeborene Leben sowie für die Kindheit. Es wirkt erfrischend und belebend in der Hautpflege, wirkt krampflösend auf den Verdauungsbereich sowie die Muskulatur und stabilisiert das allgemeine Wohlbefinden.
Melisse	Krautiger Duft. Beruhigt, schenkt innere Gelassenheit und Frieden, fördert entspannten Schlaf mit angenehmen Träumen und stärkt die psychischen Kraftreserven. Erfrischt müde, welke Haut, wirkt desinfizierend bei Hautunreinheiten und entzündungshemmend bei Infekten; positive Wirkung bei Herz-Kreislauf-Beschwerden, Verdauungsproblemen, Kopfschmerzen, Menstruations- und Wechseljahrbeschwerden; gegen Übelkeit in der Schwangerschaft und auf Reisen; verlangsamt den Alterungsprozess.
Muskatnuss	Würziger, warmer Duft. Stabilisiert die seelische Verfassung, verbessert die Konzentration, fördert Fantasie und Kreativität und weckt Impulse für Zukunftsperspektiven. Wirkt antiseptisch und entzündungshemmend bei Hautunreinheiten sowie bei Infekten; lindert Zahnschmerzen, Muskel-, Gelenk- und Nervenprobleme; desodorierend in der Mundhygiene, kräftigt das Verdauungssystem, hilft gegen Reiseübelkeit und stärkt den Allgemeinzustand. Nicht für Kinder geeignet! Nicht für Epileptiker! Sparsam verwenden.
Muskatellersalbei	Krautiger, warmer Duft. Fördert Inspiration, Kreativität, künstlerische Gestaltung und Weitblick. Straffend und entschlackend bei müder, gestresster Haut, desinfizierend bei Hautunreinheiten, entzündungshemmend bei Infekten; positive Wirkung bei Magen-Darm- sowie Harnwegsstörungen; reduziert das Transpirieren – beispielsweise in den Wechseljahren – und hat einen günstigen Einfluss auf das Sexualverhalten. Nicht in der Schwangerschaft! Nicht mit Alkohol und eisenhaltigen Mitteln verwenden!
Myrrhe	Balsamischer, warm-würziger Duft. Verleiht Kraft, Zuversicht und Gelassenheit, übt einen reinigenden Effekt auf die Seele aus und gleicht zwischen der geistigen und materiellen Welt aus. Pflegt und vitalisiert die Haut, wirkt desinfizierend bei Hautunreinheiten sowie Infekten; desodorierend, entzündungshemmend und schmerzlindernd in der Mundhygiene, beispielsweise bei Druckstellen. Nicht in der Schwangerschaft!
Myrte	Aromatischer, würziger Duft. Weckt Hoffnung und Zuversicht, reduziert Stimmungsschwankungen und Identitätskrisen, verbreitet Zufriedenheit und Harmonie; ein bevorzugtes Meditations-Öl. Wirkt desinfizierend bei Hautproblemen sowie Infekten der Luftwege und des Urogenitalbereichs; schmerzstillend bei Muskel- und Gelenkproblemen.

Botanischer Name, Pflanzenfamilie	Gewinnung; Pflanzenteile	Astrologie	Verwendung						
Citrus reticulata, C. nobilis (Rutaceae)	KP; frische Schalen	Waage; Venus; Luft/Feuer; Kopfnote	✿	✿	✿		✿	✿	✿
Melissa officinalis (Labiatae)	WD; Kraut	Krebs/Fische/Waage; Mond/Jupiter/Venus; Wasser/Feuer; Herz-/Kopfnote	✿	✿	✿		✿	✿	
Myristica fragrans (Myristicaceae)	WD; zerkleinerte Muskatnuss	Löwe; Sonne; Erde/Feuer; Basisnote	✿	✿	✿		✿	✿	
Salvia sclarea (Labiatae)	WD; frisches Kraut	Neptun; Luft/Feuer; Herznote	✿	✿	✿	✿	✿		
Commiphora myrrha (Burseraceae)	RE/WD; Harz	Jungfrau; Merkur; Luft/Wasser; Herznote	✿	✿	✿		✿	✿	
Myrtus communis (Myrtaceae)	WD; frische Blätter und blühende Zweige	Jungfrau; Merkur; Luft/Wasser; Herznote	✿	✿	✿		✿	✿	

WD = Wasserdampfdestillation, KP = Kaltpressung, RE = Resinoide (Auszüge)

Öl	Eigenschaften, Hinweise
Naarde	Weich-bitterer, aromatischer Duft. Stärkt das überforderte vegetative Nervensystem, verhilft zu innerer Ruhe und Ordnung, verleiht Gelassenheit und Harmonie. Wirkt besänftigend auf irritierte Haut, beruhigt nervöse Herz-, Magen-, Darm-, Leber- und Gallenbeschwerden; positive Wirkung bei Koliken und Krämpfen, Verspannungen der Muskulatur sowie Unterleibs- und Menstruationsbeschwerden. Sehr sparsam verwenden.
Nelke	Kräftiger, würzig-weicher Duft. Durchflutet den erstarrten Seelenzustand, löst psychische Blockaden, seelische Konflikte, gewährt Distanz zu zurückliegenden Ereignissen; stärkt das Nervensystem, vermittelt Versöhnlichkeit, Zufriedenheit und Harmonie. Wirkt desinfizierend und entzündungshemmend bei Hautproblemen, Infekten, Verdauungsbeschwerden sowie bei der Mundhygiene; löst Verspannungen, wirkt geburtsfördernd und stimuliert das Sexualverhalten. Nicht in der Schwangerschaft! Nicht mit Metall in Berührung bringen. Sparsam verwenden.
Neroli	Blumiger, lieblich-zarter Duft. Heilt seelische Narben, stimmt optimistisch, zeigt Lösungen für unbewältigte Konflikte, verbreitet Zuversicht und Hoffnung und eröffnet neue Lebensperspektiven. Pflegend und aktivierend bei sensibler Haut, reduziert sichtbare Äderchen im Gesicht (Couperose); entspannend und krampflösend bei Herzklopfen, Bluthochdruck, Kopfschmerzen, Menstruationsbeschwerden und Magen-Darm-Problemen; stärkt das Allgemeinbefinden und wirkt aphrodisierend.
Niauli	Aromatischer, kräftiger Duft. Beugt Erschöpfung und Antriebsarmut vor, verleiht Kraft, Selbstvertrauen und Ausgeglichenheit. Wirkt antiseptisch bei Hautproblemen, Infekten, Problemen des Magen-Darm-Trakts sowie der ableitenden Harnwege; positive Wirkung auf Muskulatur und Gelenke.
Orange	Frisch-fruchtiger, spritziger Duft. Verbessert die Gemütsverfassung, spendet Kraft für private und berufliche Aufgaben, fördert die Konzentration und verbreitet eine beschwingte Atmosphäre. Strafft die Haut, vitalisiert und entschlackt und schützt sie vor Rissen und Austrocknung, verbessert den Lymphfluss und wird bei Cellulite eingesetzt; entzündungshemmend bei Infekten und Verdauungsbeschwerden; desodorierend in der Mundhygiene. Nicht zum Sonnenbaden!
Oregano	Schwerer, herb-dumpfer Duft. Beugt Kräfteverfall und Schwäche vor, baut Energie und Selbstbewusstsein auf. Wirkt antiseptisch bei akuten und chronischen Hautproblemen, entschlackend bei Cellulite, entzündungshemmend bei Insektenstichen, Parasiten, Infekten; lindert Magenschwäche, Koliken, Muskel- und Gelenkbeschwerden, Durchblutungsstörungen und Neuralgien. Nicht in der Schwangerschaft!

Botanischer Name, Pflanzenfamilie	Gewinnung; Pflanzenteile	Astrologie	Verwendung						
Nardostachys jatamansi (Valerianaceae)	WD; Wurzeln	Jungfrau; Merkur; Erde/Feuer; Basisnote	❀	❀	❀		❀	❀	
Syzygium jambolana, Eugenia caryophyllata (Myrtaceae)	WD; Blätter und Blüten	Löwe; Sonne; Erde/Feuer; Basisnote	❀	❀	❀	❀	❀	❀	❀
Citrus aurantium bigaradia (Rutaceae)	WD; frische Blüten	Löwe/Krebs; Sonne/Mond; Feuer/ Erde; Basisnote	❀	❀	❀	❀	❀	❀	❀
Melaleuka viridiflora (Myrtaceae)	WD; frische Blätter	Jungfrau; Merkur; Luft/Wasser; Herznote	❀	❀	❀		❀	❀	
Citrus aurantium dulcis, C. aurantium senensis (Rutaceae)	KP; frische Schalen	Löwe; Sonne; Luft/Feuer; Kopfnote	❀	❀	❀		❀	❀	❀
Origanum vulgare (Labiatae)	WD; frisches Kraut	Jungfrau; Merkur; Feuer/Erde; Basisnote	❀		❀		❀	❀	

WD = Wasserdampfdestillation, KP = Kaltpressung

Öl	Eigenschaften, Hinweise
Palmarosa	Frisch-herber, rosenartiger Duft. Schenkt Zufriedenheit und Zuversicht, stimmt wohlwollend, umsichtig, ausgleichend und zeigt ungenutzte Chancen für neue Zukunftsperspektiven. Reguliert den Feuchtigkeitshaushalt, wirkt antiseptisch bei Hautproblemen sowie Infekten; krampflösend bei Kopfschmerzen und Neuralgien sowie Verspannungen in der Muskulatur; durchblutungsfördernd und entzündungshemmend.
Patchouli	Moosig-rauchiger, herb-süßer Duft. Vermittelt Standhaftigkeit, Sicherheit, Geborgenheit und zukunftsorientierte Perspektiven; verbreitet eine sinnliche Atmosphäre und wirkt aphrodisierend. Pflegt und regeneriert strapazierte Haut, wirkt antiseptisch bei Hautunreinheiten und -problemen sowie gegen Kopfhautschuppen.
Petitgrain	Herb-frischer, leicht säuerlicher Duft. Fördert Freude sowie Harmonie und entspanntes Einschlafen mit angenehmen Träumen. Pflegend, erfrischend und vitalisierend bei der Hautpflege, gegen Faltenbildung und Hautunreinheiten, antiseptisch, krampflösend bei Magenverstimmungen und Migräne. Nicht innerlich einnehmen! Nicht zum Sonnenbaden!
Pfeffer	Weicher, warm-würziger Duft. Verbannt Trauer und Trostlosigkeit, fördert Optimismus, Mut, Konzentrationsfähigkeit und Entschlusskraft. Entzündungshemmend bei Infekten, Augenproblemen, Krämpfen im Verdauungsbereich, Herzbeschwerden sowie Muskel- und Gelenkproblemen.
Pfefferminze, Krauseminze	Frischer, klarer Duft, kräftig bis lieblich. Fördert Konzentration, Selbstvertrauen, Zuversicht und Weitblick. Entzündungshemmend bei Infekten, krampflösend bei Koliken, Migräne und Neuralgien, kräftigend bei Magen-, Leber-, Galle und Verdauungsbeschwerden, stützt den Kreislauf, hilft bei Wetterfühligkeit; desinfizierend und Juckreiz lindernd bei Insektenstichen. Nicht für Kinder geeignet!
Piment	Balsamisch-weicher, würziger Duft. Beugt Erschöpfung, Gleichgültigkeit und Apathie vor, stimuliert geistige und schöpferische Kräfte, fördert Unternehmungsgeist für anstehende Projekte. Antiseptisch bei Hautproblemen und Parasiten, krampflösend bei Verdauungs-, Muskel- und Gelenkbeschwerden. Nicht mit Metall in Berührung bringen. Stark durchblutungsfördernd!
Rose	Süß-blumiger, weicher Duft. Für alle Herzensangelegenheiten, öffnet das Herz für Frohsinn, Zuneigung und Zärtlichkeit, pflegt Nachsicht, Besonnenheit und Rücksicht und verbreitet Harmonie – ein hilfreicher Wegbegleiter vom ersten Tag der Geburt bis zum letzten Atemzug. Pflegt und regeneriert die Haut. Seine hormonregulierenden Eigenschaften lindern Beschwerden im Genitalbereich und erleichtern Schwangerschaft und Geburt; bei Augenbeschwerden, Kopfschmerzen, Fieber, Herz- und Verdauungsproblemen sowie bei Übelkeit; übt einen positiven Einfluss auf die partnerschaftliche Beziehung aus.

Botanischer Name, Pflanzenfamilie	Gewinnung; Pflanzenteile	Astrologie	Verwendung						
Cymbopogon martini, Andropogon schoenathus (Gramineae)	WD; Palmarosagras	Fische; Neptun; Wasser; Herz-/Kopfnote	✿	✿	✿		✿	✿	
Pogostemon cablin, P. patchouli (Labiatae)	WD; getrocknete und fermentierte Blätter	Stier; Venus; Erde/Wasser; Basisnote	✿	✿	✿	✿	✿	✿	
Citrus aurantium bigaradia (Rutaceae)	WD; Blätter, Zweige, unreife Früchte des Bitterorangenbaums	Jungfrau; Merkur; Luft/Feuer/Erde; Kopfnote	✿	✿	✿		✿	✿	
Piper nigrum (Piperaceae)	WD; getrocknete Samen	Löwe/Widder; Feuer/Erde; Sonne/Mars/Pluto; Basisnote	✿		✿		✿	✿	✿
Mentha piperita, M. arvensis, M. spikata (Labiatae)	WD; trockene Pfefferminzblätter	Wassermann/Zwilling; Uranus/Merkur; Luft/Feuer; Kopfnote	✿		✿		✿	✿	
Pimenta officinalis (Myrtaceae)	WD; unreife, getrocknete Früchte	Löwe; Sonne/Pluto; Feuer; Herznote	✿	✿	✿		✿	✿	✿
Rosa damascena, R. gallica, R. centifolia, R. canina (Rosaceae)	WD; frische Blütenblätter	Fische; Jupiter; Wasser/Erde; Herznote	✿	✿	✿	✿	✿	✿	✿

WD = Wasserdampfdestillation

Öl	Eigenschaften, **Hinweise**
Rosenholz	Warmer, kräftiger, rosenähnlicher Duft. Fördert Sicherheit, Selbstbewusstsein, Vertrauen und Kreativität. Hautstraffend und regenerierend besonders bei der reifen Haut und bei Schwangerschaftsstreifen; krampflösend und aktivierend bei Muskelverspannungen und körperlicher Überforderung, verkürzt geistige und körperliche Ermüdungsphasen. Nicht innerlich einnehmen!
Rosmarin	Würziger, kräftiger, belebender Duft. Fördert Zuversicht, Handlungsfähigkeit, Antriebslust, Energie und Lebensfreude; löst psychische Blockaden. Erfrischend, entschlackend und glättend sowie desinfizierend bei unreiner Haut. Beugt Schuppen und Haarausfall vor; krampflösend, durchblutungsfördernd, keimtötend, hilft bei Infekten, Verdauungsproblemen, Muskel- und Gelenkbeschwerden; verhindert Ablagerungen, sorgt für stabilen Kreislauf und stärkt das Allgemeinbefinden. Nicht für Kinder geeignet! Nicht für Epileptiker! Nicht in der Schwangerschaft!
Salbei	Aromatisch-kräftiger, leicht herber Duft. Unterstützt das geistige Energiepotenzial bei psychischer Labilität und Reizbarkeit, fördert Schlaf und Entspannung, reduziert das Transpirieren – auch in den Wechseljahren. Desinfizierend und entzündungshemmend bei Hautproblemen, Infekten im Mund und Rachenraum, Neuralgien im Kiefer- und Schläfenbereich, desodorierend, kräftigend bei der Blutbildung, lindernd bei Lähmungserscheinungen nach Schlaganfall. Nicht innerlich einnehmen! Nicht für Kinder geeignet! Nicht für Epileptiker! Nicht in der Schwangerschaft!
Sandelholz	Milder, weicher, balsamischer Duft. Löst seelische Verkrampfungen, stimuliert sexuelle Bedürfnisse, fördert Frohsinn, Harmonie, Fantasie, schöpferische Aktivitäten, erhöht das erotische Erleben zur spirituellen Erfahrung. Pflegend bei trockener und anspruchsvoller Haut, desinfizierend bei Hautunreinheiten und entzündungshemmend bei Infekten, Beschwerden im Verdauungsbereich sowie bei Problemen der Nieren und ableitenden Harnwege. Nicht in der Schwangerschaft!
Teebaum	Kräftig-würziger Duft. Mobilisiert die Abwehrkräfte, stabilisiert Nervensystem und Allgemeinbefinden. Intensiv antiseptische Wirkung, deshalb ein zuverlässiger Helfer bei vielen Problemen, wie akuten und chronischen Hautproblemen, Parasiten, Infekten, Schuppen, Gelenk- und Muskelbeschwerden sowie Störungen im Urogenitalbereich. Verdünnt verwenden. Nicht für die innere Einnahme bei Schwangeren, Babys und Kleinkindern!
Thuja	Holzig-würziger Duft. Verhilft zu Selbstvertrauen, Klarheit und Sicherheit in psychischen Konflikten. Zu empfehlen bei fetter Haut, Kopfschuppen, Haar- und Nagelwuchsstörungen, Haut- und Schleimhautproblemen, Impfschäden, Erschöpfung, Muskel- und Gelenkbeschwerden sowie Schlaflosigkeit. Nicht innerlich einnehmen! Nicht für Epileptiker! Nicht in der Schwangerschaft!

Botanischer Name, Pflanzenfamilie	Gewinnung; Pflanzenteile	Astrologie	Verwendung						
Aniba roseadora (Lauraceae)	WD; zerkleinertes Holz	Jungfrau; Merkur; Erde/Wasser; Basisnote	✿	✿	✿		✿	✿	
Rosmarinus officinalis (Labiatae)	WD; blühendes Kraut	Widder; Mars; Feuer/Erde; Basisnote	✿	✿	✿		✿	✿	
Salvia officinalis (Labiatae)	WD; trockene Blätter	Jungfrau; Merkur; Wasser/Feuer; Herznote	✿	✿	✿		✿	✿	
Santalum album (Santalaceae, Leguminosae)	WD; zerkleinertes, frisches Holz	Stier; Venus; Erde/Feuer; Basisnote	✿	✿	✿	✿	✿	✿	
Melaleuka alternifolia (Myrtaceae)	WD; Blätter und kleine Zweige	Jungfrau; Merkur; Luft/Feuer/Erde; Basisnote	✿	✿	✿		✿	✿	
Thuja occidentalis, T. plicata (Cupressaeae)	WD; Blätter und Rinde	Steinbock; Saturn; Erde/Feuer; Basisnote	✿	✿	✿		✿	✿	

WD = Wasserdampfdestillation

Öl	Eigenschaften, Hinweise
Thymian	Kräftig-würziger Duft. Verleiht Mut und Selbstvertauen, baut Ärger und Unsicherheit ab, bestärkt den Willen, durch eigene Kraft die gesteckten Ziele zu erreichen. Antiseptisch und desinfizierend bei vielen Hautproblemen, Infekten der Luftwege, Magen-, Darm- und Harnwegstörungen, bei Parasiten; krampflösend bei Koliken, Muskel- und Gelenkbeschwerden; regt die Blutbildung an und stärkt den Allgemeinzustand. Nicht für Epileptiker! Nicht in der Schwangerschaft!
Verbena	Lieblich-weicher Zitrusduft. Fördert die Konzentration, regt Geistesfähigkeiten und Motivation an, verleiht Ausgeglichenheit und Harmonie und lässt uns die Schönheit des Augenblicks genießen. Pflegend und regenerierend, erfolgreich bei Hautproblemen und -irritationen; stärkt das Bindegewebe, lindert Sportverletzungen, nervöse Herzbeschwerden sowie Magen-, Darm- und Nierenprobleme. Wehen fördernd, begünstigt den Milchfluss während der Stillzeit; krampflösende Eigenschaften.
Vetiver	Moosartiger, erdiger Duft. Verbessert den seelischen Gemütszustand, stimmt tolerant und nachsichtig, vertreibt Wochenbettdepressionen, wirkt euphorisierend und aphrodisierend. Pflegend bei trockener, schuppiger und welker Haut. Durch den hohen Gehalt an Phytohormonen besitzt es einen günstigen Einfluss auf das Sexualverhalten sowie bei hormonell bedingten Störungen. Nicht innerlich einnehmen!
Wacholder	Kräftig-würziger Duft. Bringt Klarheit und Ordnung in die Gedanken, verhindert Unruhe und Angstpsychosen. Desinfizierend, straffend und entschlackend bei fetter Haut, Hautunreinheiten, Couperose (sichtbare Äderchen), Narben und Abzessen; blutreinigend, hilfreich bei Arteriosklerose, Muskel- und Gelenkproblemen; regt die Ausscheidung an und vermindert Wasseransammlungen. Nicht in der Schwangerschaft! Nicht bei akuter Nierenerkrankung verwenden!
Weihrauch	Balsamischer, dezenter Duft. Wird bevorzugt zur Meditation verwendet, vermittelt Geborgenheit und Frieden, regt die spirituellen Kräfte an. Desinfizierende und regenerierende Eigenschaften bei welker, müder und strapazierter sowie unreiner Haut. Lindert Infekte der Luftwege, ist blutstillend sowie reinigend. Nicht innerlich einnehmen!
Wintergrün	Kräftig, süß-würziger Duft. Stimmt die überreizten Sinne auf Harmonie und Gelassenheit ein, verhilft zu Vernunft und realitätsbezogenem Handeln. Anwendung bei neuralgischen Beschwerden, Muskel- und Gelenkproblemen, bei Magen-Darm-Störungen, Erbrechen, Nieren-, Blasen- und Prostatareizung.

Botanischer Name, Pflanzenfamilie	Gewinnung; Pflanzenteile	Astrologie	Verwendung						
Thymus vulgaris, T. serpyllum (Labiatae)	WD; frisches, blühendes Kraut	Widder/Löwe; Mars/Pluto/Sonne; Feuer; Basisnote	✽	✽	✽		✽	✽	
Lippia citriodora, Aloysia citriodora (Verbenacaea)	WD; Blätter und Stängel	Wassermann; Uranus; Luft/Wasser; Kopfnote	✽	✽	✽		✽	✽	
Vetiveria zizzanioides, Andropogon muraticus (Gramineae)	WD; getrocknete Wurzeln	Stier; Venus; Erde; Basisnote	✽	✽	✽	✽	✽	✽	
Juniperus communis (Cupressaceae)	WD; Zweige, reife Beeren	Steinbock; Saturn/Mars; Feuer/Erde; Basisnote	✽	✽	✽		✽	✽	
Boswellia carteri, B. thurifera (Burseracea)	RE/WD; Weihrauchharz	Steinbock; Saturn; Feuer/Luft; Basisnote	✽	✽	✽		✽	✽	
Gaultheria procumbens (Eriaceae)	WD; Blätter	Wassermann; Uranus; Luft/Feuer; Kopfnote	✽	✽	✽			✽	

WD = Wasserdampfdestillation, RE = Resinoide (Auszüge)

Öl	Eigenschaften, Hinweise
Ylang-Ylang	Sinnlicher, süß-blumiger Duft. Stimmt optimistisch, versöhnlich, tolerant, verbreitet Heiterkeit, Harmonie, Zufriedenheit und Vertrauen. Wird bei müder und strapazierter Haut angewendet, fördert die Zellregeneration, wirkt glättend, entspannend und desinfizierend. Hilfreich bei hormonell bedingten Störungen, stimuliert die erotischen Gefühle (aphrodisierend) und belebt die partnerschaftliche Beziehung. Nicht innerlich einnehmen! Nicht für Kinder geeignet!
Ysop	Aromatischer, leicht herber Duft. Unterstützt das Denkvermögen, verbreitet Optimismus und fördert die geistigen Fähigkeiten. Desinfizierend bei Hautunreinheiten, Infekten, Magen-Darm-Störungen, Blutergüssen, Schnittwunden und Verletzungen; hilft bei Zerrungen und Muskelverspannungen; stärkt das Allgemeinbefinden nach zehrenden Krankheiten. Nicht innerlich einnehmen! Nicht für Epileptiker! Nicht in der Schwangerschaft!
Zeder, Zedernwacholder	Holzig-würziger Duft. Vermittelt Selbstvertrauen, Ausdauer, Mut und Orientierungssinn für Zukunftsperspektiven. Antiseptisch bei Hautproblemen und Infekten; lindert den Juckreiz bei Insektenstichen; hilfreich bei Kopfschuppen und Haarausfall; wirksam gegen Motten und Parasiten; aphrodisierend. Nicht innerlich einnehmen! Nicht für Kinder geeignet! Nicht für Epileptiker! Nicht in der Schwangerschaft!
Zirbelkiefer	Frischer, harziger Duft. Verleiht Energie, Beständigkeit, Ausdauer, Zuversicht und Selbstvertrauen. Wirkt desinfizierend mit gutem Einfluss auf die Atmungsorgane, stärkt das Immunsystem und hilft vor allem Menschen mit Sauerstoffmangel, ferner vertreibt es Insekten.
Zitrone	Feiner, frischer Duft. Steigert die Konzentration und den Unternehmungsgeist, entfaltet Kreativität und Flexibilität. Erfrischend, belebend, straffend, desodorierend und pflegend bei vielen Hautproblemen: Falten, Couperose (sichtbare, feine Äderchen auf den Wangen) und Cellulite; wirksam bei der Mundhygiene, Infekten sowie Magen-Darm-Störungen. Krampflösend, blutstillend, blutdrucksenkend und kühlend. Nicht zum Sonnenbaden!
Zypresse	Holzig-würziger Duft. Bringt Klarheit in anstehende Entscheidungen, unterstützt die Charakterfestigkeit, verhilft zu Mut und Entschlusskraft, stabilisiert den Gemütszustand. Pflegend bei fetter, unreiner Haut, straffend bei Cellulite, Couperose (sichtbare feine Äderchen auf den Wangen und im Gesicht), immunstimulierend bei Infekten insbesondere der Atemwege, schweißhemmend, krampflösend, lindernd bei Muskel- und Gelenkproblemen sowie Venenbeschwerden. Nicht für Epileptiker! Nicht in der Schwangerschaft!

Botanischer Name, Pflanzenfamilie	Gewinnung; Pflanzenteile	Astrologie	Verwendung						
Cananga odorata (Anonacea)	WD; frische Blüten	Stier/Skorpion; Venus; Wasser/Erde; Herznote	✿	✿	✿	✿	✿	✿	
Hyssopus officinalis (Labiatae)	WD; Kraut	Jungfrau; Merkur; Erde/Feuer; Basisnote	✿	✿	✿		✿	✿	
Cedrus atlantica, Juniperus virginiana (Pinaceae, Cupressaceae)	WD; zerkleinertes Holz	Jungfrau; Merkur; Erde/Feuer; Basisnote	✿	✿	✿	✿	✿	✿	
Pinus cembra (Pinaceae)	WD; Nadeln	Steinbock; Satur; Erde/Feuer; Kopfnote	✿	✿	✿		✿	✿	
Citrus limonum (Rutaceae)	KP; Schalen	Zwillinge; Merkur; Luft; Kopfnote	✿	✿	✿		✿	✿	✿
Cupressus sempervirens (Cupressaceae)	WD; Zweigspitzen und Früchte	Steinbock; Saturn; Erde/Feue; Basisnote	✿	✿	✿		✿	✿	

WD = Wasserdampfdestillation, KP = Kaltpressung

Basis-Öle

Öl	Botanischer Name	Gewinnung	Eigenschaften
Aloe-vera-Öl	Aloe barbadensis	Extraktion der Blätter in Soja-Öl	Angenehmes und wohl tuendes Gesichts-, Körper- und Massageöl und wird bevorzugt bei sensibler Haut verwendet. Reizlindernd und besänftigend, beugt Irritationen der Haut vor. Spendet Feuchigkeit und entspannt. Bei Sonneneinwirkung und Solariumbenutzung lindert es Hautrötungen.
Aprikosenkern-Öl	Prunus armeniaca	Kaltpressung oder Raffination	Sanft pflegend und mild. Verleiht Geschmeidigkeit, glatte Haut und wird auch gern in der Säuglings- und Kinderpflege sowie für die sensible Haut aller Altersstufen eingesetzt.
Argan-Öl	Argania spinosa	Kaltpressung	Die Argan-Pflanze wächst nur in Marokko. Durch den hohen Vitamin-E-Gehalt wirkt es regenerierend auf die Haut und schützt sie vor schädlichen Umwelteinflüssen. Bei der innerlichen Einnahme sagt man ihm einen günstigen Einfluss auf den Stoffwechsel nach.
Arnika-Öl	Arnica montana	Extraktion der Blüten in Mandel- oder Soja-Öl	Anregend und durchblutungsfördernd. Gern genutzt von Sportlern zur Massage bei Verspannungen und Überbeanspruchung sowie zur Erhaltung der Elastizität der Muskeln, Bänder und Gelenke. Auch bei Sportverletzungen, Zerrungen, blauen Flecken, Muskelkater, Gelenksteife, Verspannungen und Durchblutungsstörungen leistet es wertvolle Hilfe.
Avocado-Öl	Persea gratissima	Pressung oder Raffination	Pflegt besonders schonend die trockene, spröde Haut. Reizlindernd, durch seine rückfettende Wirkung bleibt die Haut elastisch und geschmeidig.
Hanf-Öl	Cannabis sativa	Kaltpressung	Hanf wurde schon vor 6000 Jahren in China kultiviert. Hoher Gehalt an einfach und mehrfach gesättigten Fettsäuren, die zur Unterstützung der biologischen Hautregeneration wichtig sind. Aufgrund seiner entspannenden Wirkung ist es ein beliebtes Pflegeöl.
Johanniskraut-Öl	Hypericum perforatum	Extraktion der Blüten in Oliven-Öl	Wirkt beruhigend und besänftigend auf die Haut; positive Wirkungen auch bei Verspannungen der Muskulatur und Stress im Alltag, Beschwerden in der Schwangerschaft und nervöser Erschöpfung.
Jojoba-Öl	Buxus chinensis	Kaltpressung oder Raffination	Sehr wertvoll, wird deshalb von den Einwohnern Südamerikas als »flüssiges Gold« bezeichnet. Pflegende und straffende Eigenschaften, schützt und glättet die Haut und macht sie geschmeidig. Auch in der Schwangerschaft sowie zur Haarpflege wird dieses Öl sehr geschätzt.

Öl	Botanischer Name	Gewinnung	Eigenschaften
Kamillen-Öl	Oleum chamomillae infusum	Extraktion der Blüten in Mandel- oder Soja-Öl	Pflegende, lindernde und entzündungshemmende Eigenschaften. Es wird bei empfindlicher Haut sowie in der Säuglings- und Kinderpflege verwendet.
Kokos-Öl	Cocos nucifera	Raffination	Kokos-Öl zeichnet sich durch seine kurzkettigen Fettsäuren aus. Besonders die trockene und spröde Haut wird glatt und geschmeidig, ebenso strapaziertes Haar.
Makadamianuss-Öl	Macadamia ternifolia	Kaltpressung, Raffination	Pflegt und regeneriert die Haut, schützt sie vor schädlichen Umwelteinflüssen, Irritationen und Austrocknung und hält sie geschmeidig.
Mandel-Öl	Prunus dulcis	Kaltpressung oder Raffination	Optimales Pflegeöl für Jung und Alt. Glättet die Haut, hält sie geschmeidig, verhindert Austrocknung, schützt sie vor schädlichen Umwelteinflüssen und beugt der Faltenbildung vor.
Ringelblumen-Öl	Oleum calendulae infusum	Extraktion der Blüten in Mandel- oder Soja-Öl	Beruhigende, reizlindernde und regenerierende Wirkung auf die Haut, entlastet müde und schwere Beine und aktiviert sanft den venösen Kreislauf.
Schwarzkümmel-Öl	Nigella sativa	Kaltpressung	Schwarzkümmel-Öl war schon im alten Ägypten ein hoch geschätztes Öl. Bei Hautproblemen aufgrund seiner regenerierenden Wirkung sowohl bei äußerlicher als auch bei innerlicher Anwendung äußerst hilfreich.
Sesam-Öl	Sesamum indicum	Kaltpressung, Raffination	Pflegt und regeneriert die Haut, hält sie zart und geschmeidig und schützt sie vor schädlichen Umwelteinflüssen.
Traubenkern-Öl	Vitis vinifera	Kaltpressung, Raffination	Wird wegen seinem hohen Vitamin-E-Gehalt und der regenerierenden Wirkung als »Anti-Aging«-Öl bezeichnet. Zieht sehr schnell ein, glättet die Haut und hält sie geschmeidig.
Weizenkeim-Öl	Triticum vulgare	Kaltpressung, Raffination	Hoher Vitamin-E-Gehalt. Wirkt glättend, regenerierend und beugt der Faltenbildung vor. Warme Halswickel wirken straffend.
Wildrosen-Öl	Rosa canina	Kaltpressung, Raffination	Das aus den Hagebutten gewonnene Öl unterstützt mit seinen hautfreundlichen Vitaminen hervorragend die biologische Hautfunktion, wirkt glättend, straffend und regenerierend.

Register

G

H

I

J

K

L

M

N

O

P

R

S

T

U

V

W

Z

Bibliografische Information der Deutschen Bibliothek
Die Deutsche Bibliothek verzeichnet diese Publikation in der Deutschen Nationalbibliografie; detaillierte bibliografische Daten sind im Internet über http://dnb.ddb.de abrufbar

Programmplanung: Dr. Elvira Weißmann-Orzlowski
Bearbeitung: Sabine Seifert
Abbildungen Innenteil: Norbert Reismann (S. 18); MEV Verlag, Augsburg; CreativCollection, Freiburg; photoDisc, Seattle; Dynamic Graphics, USA; Corel Stock library, USA
Umschlagfotos vorn und hinten: Zefa
Umschlaggestaltung und Layout: CYCLUS · Visuelle Kommunikation
Satz: Sabine Seifert · Satz/Grafik/Lektorat
Druck und Verarbeitung: Westermann Druck Zwickau GmbH

ISBN 3-8304-2187-7 1 2 3 4 5